Bruno Lumbroso / David Huang / Marco Rispoli

Angio OCT in Everyday Ophthalmic Practice

OCTA 在眼科
临床实践中的应用

〔意〕布鲁诺·伦布罗索

主　编　〔美〕戴维·黄

〔意〕马可·里斯波利

主　审　惠延年

主　译　黄锦海　王勤美

副主译　高蓉蓉　周　健　张新媛

U0325171

天津出版传媒集团

天津科技翻译出版有限公司

著作权合同登记号:图字:02-2019-109

图书在版编目(CIP)数据

OCTA 在眼科临床实践中的应用 / (意)布鲁诺·伦布
罗索(Bruno Lumbroso),(美)戴维·黄
(David Huang),(意)马可·里斯波利
(Marco Rispoli)主编;黄锦海,王勤美主译. —天津:
天津科技翻译出版有限公司,2022.2(2025.2 重印)
书名原文:Angio OCT in Everyday Ophthalmic
Practice
ISBN 978-7-5433-4162-3

Ⅰ.①O… Ⅱ.①布… ②戴… ③马… ④黄… ⑤王…
Ⅲ.①眼病-影像诊断 Ⅳ.①R770.43

中国版本图书馆 CIP 数据核字(2021)第 220041 号

Bruno Lumbroso, David Huang, Marco Rispoli
Angio OCT in Everyday Ophthalmic Practice
ISBN 978-93-5270-084-4
Copyright ⓒ 2017 by Jaypee Brothers Medical Publishers (P) Ltd.
All rights reserved.
Originally published in India by Jaypee Brothers Medical Publishers (P) Ltd.

授权单位:Jaypee Brothers Medical Publishers(P) Ltd.
出   版:天津科技翻译出版有限公司
出 版 人:方　艳
地   址:天津市和平区西康路 35 号
邮政编码:300192
电   话:(022)87894896
传   真:(022)87895650
网   址:www.tsttpc.com
印   刷:天津新华印务有限公司
发   行:全国新华书店
版本记录:710mm×1000mm　16 开本　14 印张　380 千字
　　　　　2022 年 2 月第 1 版　2025 年 2 月第 2 次印刷
　　　　　定价:120.00 元

(如发现印装问题,可与出版社调换)

译者名单

主　审　惠延年(第四军医大学西京医院)

主　译　黄锦海(复旦大学附属眼耳鼻喉科医院)

　　　　王勤美(温州医科大学附属眼视光医院)

副主译　高蓉蓉(温州医科大学附属眼视光医院)

　　　　周　健(美国光视 Optovue Inc.)

　　　　张新媛(首都医科大学附属北京同仁医院)

译　者　(按姓氏汉语拼音排序)

　　　　陈　敏(温州医科大学附属眼视光医院)

　　　　陈有信(北京协和医院)

　　　　池在龙(温州医科大学附属眼视光医院)

　　　　高蓉蓉(温州医科大学附属眼视光医院)

　　　　黄锦海(复旦大学附属眼耳鼻喉科医院)

　　　　李筱荣(天津医科大学眼科医院)

　　　　刘晓玲(温州医科大学附属眼视光医院)

　　　　吕　林(中山大学中山眼科中心)

　　　　毛剑波(温州医科大学附属眼视光医院)

　　　　沈丽君(温州医科大学附属眼视光医院)

　　　　孙晓东(上海市第一人民医院)

　　　　王勤美(温州医科大学附属眼视光医院)

　　　　魏文斌(首都医科大学附属北京同仁医院)

　　　　吴荣瀚(温州医科大学附属眼视光医院)

徐格致(复旦大学附属眼耳鼻喉科医院)

俞　茁(复旦大学附属眼耳鼻喉科医院)

张新媛(首都医科大学附属北京同仁医院)

周　健(美国光视 Optovue Inc.)

秘　书　潘虹霞(温州医科大学附属眼视光医院)

韩小松(复旦大学附属眼耳鼻喉科医院)

主编名单

Bruno Lumbroso MD
Director
Centro Italiano Macula, Rome, Italy
General Secretary, Italian Laser Society
Founder and General Secretary
Italian Society of OCT Angiography

David Huang MD PhD
Professor of Ophthalmology and Biomedical Engineering
Director, Center for Ophthalmic Optics and Lasers
Casey Eye Institute, Oregon Health and Science University
Portland, Oregon, USA

Marco Rispoli MD
Department of Ophthalmology
Rome Eye Hospital and
Centro Italiano Macula
Rome, Italy

编者名单

Luca Di Antonio MD PhD
Retina Consultant
Department of Ophthalmology
Center of Excellence
National High-tech Center (CNAT) and Italian School of Robotic
Surgery in Ophthalmology
University "G d'Annunzio" of Chieti-Pescara, Italy

Francesco Bandello
Professor and Chairman
Department of Ophthalmology
University Vita-Salute
IRCCS Ospedale San Raffaele
Milan, Italy

Maria Vittoria Cicinelli MD
Resident
University Vita-Salute
IRCCS Ospedale San Raffaele
Milan, Italy

David Huang MD PhD
Professor of Ophthalmology and Biomedical Engineering
Director, Center for Ophthalmic Optics and Lasers
Casey Eye Institute
Oregon Health and Science University
Portland, Oregon, USA

Yali Jia PhD
Assistant Professor
Department of Ophthalmology and Biomedical Engineering
Casey Eye Institute
Oregon Health and Science University
Portland, Oregon, USA

Bruno Lumbroso MD
Director, Centro Italiano Macula
Rome, Italy
General Secretary, Italian Laser Society
Founder and General Secretary, Italian Society of OCT Angiography

Adil EL Maftouhi OD
Ocular Imaging Specialist and Coordinator
Centre Ophalmologique Rabelais
Lyon, France

Leonardo Mastropasqua MD
Professor and Head, Department of Ophthalmology
Center of Excellence
National High-tech Center (CNAT) and Italian School of Robotic
Surgery in Ophthalmology University
"G d'Annunzio" of Chieti-Pescara, Italy

Maddalena Quaranta-El Maftouhi MD
Director
Centre Ophtalmologique Rabelais
Lyon, France

Giuseppe Querques MD PhD
Associate Professor
University Vita-Salute
IRCCS Ospedale San Raffaele
Milan, Italy

Marco Rispoli MD
Department of Ophthalmology
Rome Eye Hospital and Centro Italiano Macula
Rome, Italy

Maria Cristina Savastano MD PhD
Centro Italiano Macula
Rome, Italy

Eric Souied MD PhD
Head
Department of Ophthalmology
Hopital Intercommunal de Creteil and
Henri Mondor Hospital
France

中文版序言

20 世纪 90 年代研发的光学相干断层扫描(optical coherence tomography,OCT)笃定已成为眼底影像技术的一座伟大的里程碑。近年来,以 OCT 为代表的多模式眼底成像系统,在眼科疾病诊疗实践中发挥了巨大作用,反过来对其应用范围与性能也提出了更高的要求。2014 年,美国光视公司在 OCT 技术平台上研发了第一台商用 OCT 血管成像仪(Angio OCT 或 OCT angiography)。在短暂的几年间,OCTA 在临床上的应用日益广泛,在较大的范围内将可能逐渐取代眼底荧光素血管造影 (fundus fluorescein angiography,FFA)。相较于 FFA,OCTA 有着独特的优势。OCTA 无创、便捷,并且无须注射造影剂即可清晰显示视网膜和脉络膜的血管结构,在保证安全性的同时大大缩短了检查时间。借助于先进的软、硬件设施,OCTA 可以对眼底结构进行多维度分层,精确显示病变细节,显著提高了疾病诊断的准确性。然而,不同于 FFA 的读图模式,对 OCTA 图像的正确解读需要了解其技术原理,掌握解剖学、病理生理学和眼底病学等基本知识,并在临床实践中积累应用经验。在此期间,学习先行者的经验是非常必要的。

《OCTA 在眼科临床实践中的应用》一书由国际上该领域的权威专家 Bruno Lumbroso、David Huang、Marco Rispoli 等共同撰写,旨在帮助广大眼科医生深入学习和理解 OCTA 图像的临床意义。全书精选了大量典型的 OCTA 图像,辅以翔实的图解,直观立体地诠释了各种眼底疾病的 OCTA 表现。框图、流程图、FFA 检查结果的高效相互配合,有利于让读者抓住重点,达到快速获取检查信息、形成临床诊断的目的。

本书着眼于 OCTA 的日常临床应用,共有 18 章,可分为 4 部分。第 1 部分简明扼要介绍了 OCTA 的技术原理及专业术语。第 2 部分系统讲解了 OCTA 在日常操作中可能遇到的问题及解决方法和技巧；常见的伪影及其产生的原因；正常视网膜的 OCTA 图像以及新生血管的定量评估指标。第 3 部分结合具体的病例，详细呈现了各种眼底疾病的 OCTA 图像特点，不同的 OCTA 表现对疾病诊疗决策的临床意义。这一部分涵盖了临床常见的眼底疾病，如各种病因导致的脉络膜新生血管(choroidal neovascularization，CNV)、糖尿病视网膜病变、视网膜静脉阻塞等，同时也包含了重要但相对少见的疾病，如 von Hippel-Lindau 综合征、Coats 病、脉络膜骨瘤等。针对临床上的热点与难点，还着重对各型 CNV 的 OCTA 特征、治疗转归、演变以及 CNV 活动性的判断进行了梳理。最后一部分则对 OCTA 与 FFA 在临床应用中的优缺点进行了总结，并归纳了 OCTA 检查报告的撰写要点。

中文译本的主译为黄锦海和王勤美教授，他们在相关工作中取得了显著成绩。如对眼球生物测量技术和眼科中高端医疗设备进行了大量的试验研究和临床应用评估，建立了一套比较完善的评估标准。副主译有温州医科大学附属眼视光医院高蓉蓉博士、美国光视公司亚太区临床总监周健以及首都医科大学附属北京同仁医院张新媛主任医师。本书还特别邀请了国内众多本领域的知名眼科专家参与翻译工作，他们不管是在 OCTA 的临床应用上，还是在眼底病的诊疗上都拥有丰富的经验。我们相信这本译著可以为广大眼科同道理解与利用这一新型眼底成像技术提供重要参考，推进 OCTA 在我国的应用普及，造福更多患者。

由于 OCT 及其相关技术均来自国外，因此所使用的原始专业术语都由英文写成。国内学者对这些术语的中文译名还没有形成统一的规范。比如，OCT，《中华眼科杂志》规定译为"相干光层析成像术"。OCTA 的 A，或称"angio OCT"，一些专家愿意译为"血流成像"，强调成像原理在于显示的是流动的血细胞，是"血流"而不是"血管"。不过，FFA 显示的是血流中的荧光，按说也不是"血管"。两者都勾画出血管的轮廓，而且也各具优点。OCTA 能显示各层的血管网，可以检测血流速度、血管密度等。FFA 的荧光染料可使受损的血管壁着染,并且荧光渗漏形成荧光积聚,这两种显示的病变特征是 OCTA 不能显示的, 这也是目前 OCTA 还不能完全取代 FFA 的原因。再者,译文应尊重原文本义。angiography 中的"angio"来源于希腊词,有"管道"(英文的 vessel)之意。加上后缀"graphy",一直被译为"血管造影术"。关于术语的一致,暂时也不强求。

出版是一项"遗憾"的艺术。回头看总能找出缺陷和不足。在祝贺本译著出版的同时,希望广大读者与同道不吝批评指正,并期希大家可从读书中获益。

2021 年 6 月于西安
空军军医大学(第四军医大学)西京医院

前　言

　　临床上视网膜成像技术正在发生划时代的转变，在日常实践中，OCTA 逐渐取代了 FA。通过 OCTA，临床医生可以同时观察视网膜和脉络膜的组织结构与血流。与 FA 和吲哚菁绿血管造影（indocyanine green angiography,ICGA）相比，非侵入性、无造影剂的 OCTA 因其更安全、更简便、更快、更便宜的优势正在临床上被迅速推广。

　　OCTA 图像不是直观的，并且其图像采集和解释与 FA 完全不同，因此应用 OCTA 需要学习一种新的图像理解方法。无法做出准确的诊断往往源于对知识的利用不足。本书介绍了一种合理、简单的分析和解释 OCTA 图像的方法，清楚地说明了得出诊断所需的步骤。

　　目前，OCTA 已是日常眼科检查的一部分，在许多诊室该设备就放在裂隙灯旁边。结构性 OCT 突出了视网膜各层的形态和结构的改变，OCTA 通过显示血流来整合结构成像。

　　鉴于 OCTA 引起的广泛关注和其日常临床应用在全球范围内的扩展，我们编写了这本书来辅助眼科医生的日常工作。

　　虽然目前并不是所有临床医生都认为 OCTA 可以替代血管造影，但全世界的日常临床经验表明，对于大多数视网膜和脉络膜血管疾病，这项技术很快就会取代血管造影。

　　本书还深入探讨了技术、生理病理学以及视网膜疾病，对于眼科医生具有重要价值。

　　本书中的大部分图像是用 XR Optovue OCT 的 AngioVue 软件记录的，这是一种既可靠又易于使用的软件，Angio-Analytic 定量软件可以快速且简便地测量血管消退区域面积和血管密度，对眼部疾病的监测更简单、更精确。

本书配有图片、提要、结构性和功能性 OCT 图像，旨在阐述 OCTA 的日常使用解释、记录和视网膜病变诊断。简化的提要和流程图有助于解释形态学改变，表格可在疑难病例的诊断中提供指导。

Bruno Lumbroso

David Huang

Marco Rispoli

致　谢

衷心感谢美国光视公司首席执行官 Jay Wei 多年来的积极友好合作。

感谢 Nicolas Bruel 帮助我组织 OCTA 教学。

感谢为我们所有的科学著作和教科书画了 30 年插图的 Donata Piccioli，感谢她绘制的精美图画。

Bruno Lumbroso

目　录

第 1 章

原理与技术

David Huang,*Yali Jia*

光学相干断层扫描血流成像

近 10 年来,光学相干断层扫描血流成像(optical coherence tomographic angiography,OCTA)不断发展。最初,多普勒光学相干断层扫描(optical coherence tomography,OCT)被用于检测血流,但只能检测轴向血流。为了提供全方位的血流检测,新的 OCTA 技术计算一系列连续 OCT 横断面扫描(B 扫描)之间的光斑散射变化,并且可以基于振幅、相位或联合振幅和相位对光斑散射进行分析。

分离谱振幅去相关血流成像

由于不同波段(波长)的散射模式包含独立的血流信息,分离谱振幅去相关血流成像(split-spectrum amplitude-decorrelation angiography,SSADA)算法根据光谱特性将每个 B 扫描分为 11 帧图像进行血流信号计算,将血流检测的信噪比提高了 4 倍,并且只需要在每个位置连续进行两次 B 扫描即可获得高质量的血流成像图。

去相关与流速的关系

SSADA 对轴向和横向血流都很敏感,轴向的敏感性稍高。因此,较高的去相关值意味着更快的血流速率,在流速更快的大血管中,SSADA 信号可达到最大值

(饱和值)。

Optovue AngioVue 技术

AngioVue OCTA 系统 Avanti(Optovue, Inc., Freemont, CA)是高速(70kHz)的频域 OCT 系统,运用高效的 SSADA 算法,可在 3 秒内获得一个标准的 OCTA 数据体。使用专利的"运动矫正技术(motion correction technology, MCT)"对两个图像数据进行配准和整合,可最小化运动伪影并提高图像质量。Angio Analytics 软件绘制并测量血管密度和无血流区的面积以检测缺血,测量血管面积以量化新生血管。为了进一步提高图像质量,最近还增加了视频跟踪和高分辨率(400×400)技术。

OCTA 技术的临床应用

OCTA 使用内在运动对比来检测血流,因此不需要像常用的荧光素血管造影(fluorescein angiography, FA)那样注射造影剂。OCTA 的无创性使其可以常规用于检测疾病和监测治疗效果,其运用可能比 FA 更为广泛。OCTA 不检测染料渗漏或着染,它对于异常血管(例如,视网膜或脉络膜新生血管等)的识别是基于异常血管独特的结构和在正常无血管层面的出现等特征。由于 OCTA 是三维成像,因此可以通过精确分层的 en face 投影来分别显示视网膜血管丛和脉络膜层。三维可视化以及毛细血管高显示度使 OCTA 成为观察和测量视网膜血管疾病、青光眼和其他视神经病变毛细血管消退和异常血管的最佳工具。

(黄锦海　译)

推荐阅读

1. Jia Y, Tan O, Tokayer J, Potsaid B, Wang Y, Liu JJ, et al. Split-spectrum amplitude-decorrelation angiography with optical coherence tomography. Opt Express. 2012;20(4):4710-25.
2. Gao SS, Liu G, Huang D, Jia Y. Optimization of the split-spectrum amplitude-decorrelation angiography algorithm on a spectral optical coherence tomography system. Opt Lett. 2015;40(10):2305-8.
3. Su JP, Chandwani R, Gao SS, Pechauer AD, Zhang M, Wang J, et al. Calibration of optical coherence tomography angiography with a microfluidic chip. J Biomed Opt. 2016;21(8):86015.

4. Camino A, Zhang M, Gao SS, Hwang TS, Sharma U, Wilson DJ, et al. Evaluation of artifact reduction in optical coherence tomography angiography with real-time tracking and motion correction technology. Biomed Opt Express. 2016;7(10):3905-15.

5. Kraus MF, Potsaid B, Mayer MA, Bock R, Baumann B, Liu JJ, et al. Motion correction in optical coherence tomography volumes on a per A-scan basis using orthogonal scan patterns. Biomed Opt Express. 2012;3(6):1182-99.

第 **2** 章

专业术语

David Huang, Yali Jia

光学相干断层扫描成像

传统的 OCT 是基于组织结构反向散射的反射信号成像，这种反射信号可以在显微结构水平上提供组织固有反射率变化的信息，但信号强度受阴影、瞳孔大小、屈光介质混浊、离焦和其他因素的影响。

OCTA

OCTA 是 OCT 的一个功能扩展，可以将血管中的横向和轴向血流可视化，并精细到毛细血管水平。OCTA 图像使用血流信号代替反射信号，血流信号以 OCT 反射幅度、相位或信号强度等随时间的变化为基础。

横断面和 en face OCTA

OCTA 成像数据采用包含反射和血流信号的 3D 数据，并可以显示在横断面或 en face 剖片中。OCTA 横断面血流图像通常以彩色显示血流信号，以灰阶显示非血管组织反射信号。en face OCTA 图像通常由最大血流投影产生，显示了参考面范围内的最强血流信号。参考面是基于图像分层软件识别的组织边界。

视网膜血管网

目前默认地将视网膜循环分为浅层和深层血管网，这在解剖学上是不正确的。投射伪影消除 OCTA（projection-resolved OCTA，PR–OCTA）显示视网膜有多达 4 个血管网（取决于位置），并且可以组成两个复合体（图 2.1）。

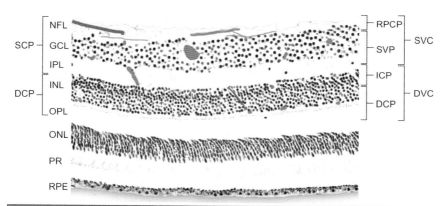

目前 OCTA 命名	解剖分层	建议的 OCTA 命名	
SCP	NFL	RPCP	SVC
	GCL	SVP	
	IPL		
DCP	INL	ICP	DVC
	OPL	DCP	

图 2.1　人眼黄斑区视网膜血管网的解剖定位以及目前和建议的 OCTA 分层边界。图示为频域 OCT 显示的人眼视网膜组织切片解剖学结构层次（标注于左侧），其顶部为手绘的红色视网膜血管网（标注于右侧）。常规分层将 4 个血管网分为浅层和深层血管复合体（SVC 和 DVC）（如图右侧所示），但应注意 IPL/INL 界面上 ICP 的解剖位置，因为 ICP 是目前 OCTA 设定的浅层和深层血管网（如图左侧所示为 SCP 和 DCP）之间的界线。表格里为目前和建议的血管命名和 OCTA 分层法。NFL，神经纤维层；GCL，神经节细胞层；IPL，内丛状层；INL，内核层；OPL，外丛状层加上 Henle 纤维层；ONL，外核层；PR，感光细胞层；RPE，视网膜色素上皮层；RPCP，视乳头周围放射状毛细血管网；SVP，浅层血管网；ICP，中层毛细血管网；DCP，深层毛细血管网。（Reprinted with Permission from Nature Publishing Group. Cambell JP, Zhang M, Hwang TS, Bailey ST, Wilson DJ, Jia Y, et al. Detailed Vascular Anatomy of the Human Retina by Projection–Resolved Optical Coherence Tomography Angiography. Sci Rep. 2017; 7:42201.）

OCTA 的成像伪影

眼球运动导致的血流伪影信号在 en face OCTA 上显示为明亮的线状伪影。血流投射伪影是由浅层血管中血液流动投射在深层组织上的波动阴影造成的,这些信号波动会导致深层组织的反射变化, 然后被 OCTA 程序检测为血流信号,该伪影在横断面 OCTA 图像上表现为血管下方的"尾巴",在 en face OCTA 图像上表现为浅层的血管形态重叠在较深层组织上(图 2.2)。

PR-OCTA 使用后处理算法来鉴别原位血流信号(真实血管)和投射血流信号,然后去除"尾巴"并使更深层的血管清晰可视化(图 2.3)。

OCTA 用于量化灌注和缺血的参数

血流指数是 en face OCTA 图像上目标区域的平均血流信号值; 血管面积密度是目标区域内血管所占面积的百分比;血管长度密度是血管网的长度除以目标

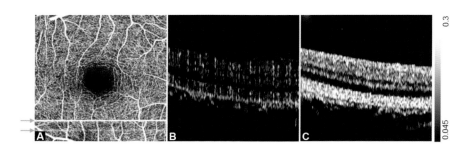

图 2.2 运动伪影示例。(A)en face 视网膜内层血流成像。图像下部的两条亮线(绿色箭头)是轻微眼动的结果,破坏了血管的连续性。(B)典型的无运动伪影的横断面血流成像图(取自图 A 中的绿色虚线处)。(C)眼动较明显位置的横断面图像显示所有反射结构的高血流信号。

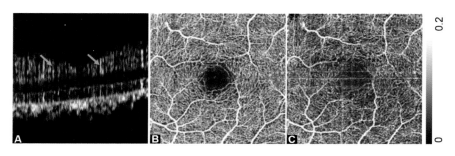

图 2.3 投射伪影示例。(A)横断面图像显示血管下方的"尾巴"(绿色箭头)。(B)视网膜内层图像。(C)视网膜外层图像显示视网膜内层血管的投影。

区域的面积(单位为 mm⁻¹),是从骨架化 en face OCTA 计算出来的;无血管面积或无血流面积为 en face 图像上血流像素之间异常大的空隙的总和;无灌注区或毛细血管消退区是正常情况下本应存在血管的部位血管消失。例如,在黄斑的 OCTA 图像上,中央凹无血管区(foveal avascular zone,FAZ)以外的任何视网膜无血管区都被视为无灌注区。

新生血管的量化

在增殖性糖尿病视网膜病变(proliferative diabetic retinopathy,PDR)中,在视网膜前玻璃体参考面测量新生血管;在年龄相关性黄斑变性(age-related macular degeneration,AMD)中,去除投射伪影后,在视网膜外层测量新生血管;在 en face 血流成像中,病变面积或新生血管膜面积是指血流像素(血管)及其之间的非血流像素(纤维组织)所占的面积;血管面积仅计算血流像素(图 2.4)。

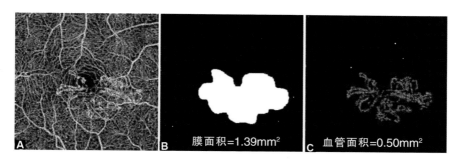

图 2.4　AMD 新生血管量化示例。(A)脉络膜新生血管(choroidal neovascularization,CNV)(黄色)被视网膜内层血管(紫色)覆盖。(B)自动描绘的 CNV 面积(白色)。(C)仅显示血流像素的 CNV 面积。

(黄锦海　译)

推荐阅读

1. Zhang M, Hwang TS, Campbell JP, Bailey ST, Wilson DJ, Huang D, et al. Projection-resolved optical coherence tomographic angiography. Biomed Opt Express. 2016;7:816-28. doi:10.1364/BOE.7.000816.
2. Jia Y, Morrison JC, Tokayer J, Tan O, Lombardi L, Baumann B, et al. Quantitative OCT angiography of optic nerve head blood flow. Biomed Opt Express. 2012;3:3127-37. doi:10.1364/BOE.3.003127.

3.　Jia Y, Bailey ST, Hwang TS, McClintic SM, Gao SS, Pennesi ME, et al. Quantitative optical coherence tomography angiography of vascular abnormalities in the living human eye. Proc Natl Acad Sci U S A. 2015;112:E2395-402. doi:10.1073/pnas.1500185112.

4.　Gao, SS, et al. Quantification of choroidal neovascularization vessel length using optical coherence tomography angiography. Journal of Biomedical Optics. 2016;21;076010.

5.　Hwang TS, Gao SS, Liu L, Lauer AK, Bailey ST, Flaxel CJ, et al. Automated Quantification of Capillary Nonperfusion Using Optical Coherence Tomography Angiography in Diabetic Retinopathy. JAMA Ophthalmol. 2016;134:367-73. doi:10.1001/jamaophthalmol.2015.5658 (2016).

6.　Zhang M, et al. Automated Quantification of Nonperfusion in Three Retinal Plexuses Using Projection-Resolved Optical Coherence Tomography Angiography in Diabetic Retinopathy Quantification of Retinal Ischemia in Three Plexuses. Investigative Ophthalmology and Visual Science. 2016;57;5101-6.

7.　Hwang TS, et al. Visualization of 3 Distinct Retinal Plexuses by Projection-Resolved Optical Coherence Tomography Angiography in Diabetic Retinopathy. JAMA Ophthalmology 2016; 134:1411-9.

8.　Liu L, et al. Automated choroidal neovascularization detection algorithm for optical coherence tomography angiography. Biomedical Optics Express 2015;6:3564-76.

9.　Jia Y, Bailey ST, Wilson DJ, Tan O, Klein ML, Flaxel CJ, et al. Quantitative optical coherence tomography angiography of choroidal neovascularization in age-related macular degeneration. Ophthalmology. 2014;121:1435-44. doi:10.1016/j.ophtha.2014.01.034 (2014).

第 3 章

OCTA 的操作问题:提示和技巧

Marco Rispoli

引言

在 OCTA 的实际应用和技术设置中,初学者通常会遇到各种问题,并且伪影增加了图像理解的难度和疑惑,需要理解这些问题以避免错误。OCTA 的学习曲线通常很长并且困难重重,但是经过几天或几周的学习后可以掌握该成像技术。最初,一些初学者因为采用了不合适的技术而使成像不佳。

需要谨记,OCTA 是 3D 立体成像,通过结构扫描得到数据体,信噪比越高得到的数据越好。

OCTA 检查的常规操作技巧

在获取 OCTA 数据过程中,患者头部的固定非常重要,患者应调整到舒适的坐姿,下巴和前额紧贴设备。如果患者有特殊的前额或头部形态,则需要将头部稍向左或向右旋转,以避免鼻子与仪器的光学元件接触。通常情况下,如果患者依从性高,则不一定严格要求散瞳。白内障患者有时需要中度散瞳以绕过晶状体的混浊部分来拍摄。

OCTA 直接来源于结构性 OCT,因此,需要先获得结构成像(直线扫描图像、十字线扫描图像、地形图),然后获得血流数据体。OCTA 检查区域内的像素数量是固定的,因此增大扫描范围会降低分辨率。最佳的像素比例是 3mm×3mm 和高密度 6mm×6mm 扫描,后者所用的像素总数比 3mm×3mm 更多,因此能在更大的

9

范围下保持相对完整的分辨率。

即使 OCTA 目前只能获取血管拱环范围内的图像,但从技术层面上讲,如果患者的依从性好也有可能获得旁中央范围图像。在这种情况下,生理性倾斜的视网膜轮廓会改变某些层面的反射率,因此有必要确认分层是否正确(主要是在拍摄范围的边缘)。

眼动跟踪系统对于优质的图像采集非常重要,即使是高依从性的患者也应该使用。对于依从性差或眼球震颤患者,眼动跟踪系统可以辅助完成检查。有时患者固视差,或被扫描仪上的红线分散注意力,从而导致固视点在 X 轴和 Y 轴上移动,此时,眼动跟踪系统或者运动矫正技术将无法纠正所有的运动,最终在 OCTA 成像上出现伪影。

有两种解决方案:

• 关闭基于 X 和 Y 方向处理的运动矫正功能(通常用于减少运动伪影),得到的 OCTA 图像分辨率较低,但可能仍可进行图像判读。

• 关闭眼动跟踪系统,因此数据采集时间不断减少,伪影可能少于眼动跟踪系统打开时。

要避免的错误

常见的技术错误

采用 6mm×6mm 高密度扫描可以使 OCTA 扫描区域成像质量最好, 因此能更好地明确浅层和深层毛细血管复合体之间的差异。使用 8mm×8mm 或 12mm×12mm 范围则会得到低分辨率图像 (图 3.1)。研究黄斑疾病和脉络膜新生血管(choroidal neovascularization,CNV)时,建议使用 3mm×3mm 范围。

由于视网膜各层重叠,全层模式经常产生混淆的数据(图 3.1 和图 3.2)。虽然全层模式是比较 OCTA 与传统吲哚菁绿血管造影(indocyanine green angiography,ICGA)和 FA(各层重叠)的最佳方式,但是全层模式不能提供视网膜色素上皮细胞(retinal pigment epithelium,RPE)下各层的准确数据。为了便于阅读,应该将脉络膜和视网膜各层分别单独采集图像和分析。当解剖层的 en face 血流成像和横断面 B 扫描分析相结合时,OCTA 能更好地解决病理问题。临床应用时要求准确分层。

投射伪影

由于血流投射伪影持续存在,使得对更深层血管的分析变得困难。浅层血管

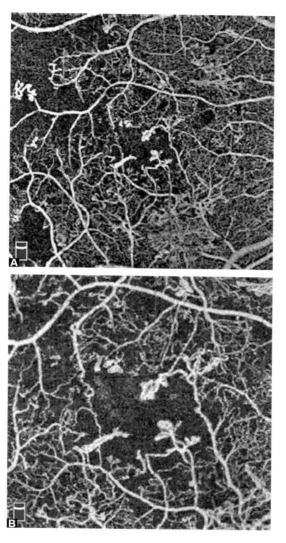

图 3.1　(A)使用 8mm×8mm 范围得到低分辨率图像。为获得高分辨率图像，在研究黄斑疾病和 CNV 时，建议使用 3mm×3mm 范围。(B)同一例患者，使用 3mm×3mm 范围能获得更好的分辨率。(Optovue AngioVue)

网中流动的血液造成在更深、反射性更强的层面上（主要是 RPE 层）OCT 信号的变化，这些波动阴影形成了伪影。可以清楚地看到，来自视网膜循环的血流以投影的形式投射在明亮的 RPE 或外丛状层上。名为"投射伪影消除算法器(projection artifact removal，PAR)"的光视 Optovue 软件可以去除来自浅层血管网的阴影，还能够降低位于同一 Z 轴下的每个数据体的密度，从而降低所有投射血流信号的强度。

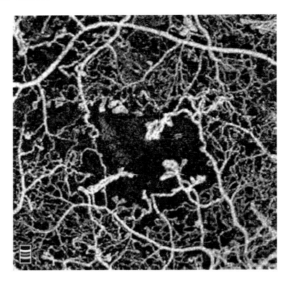

图 3.2　同一患者的全层模式图像——由于视网膜各层重叠，全层模式不能提供精确的图像信息。(Optovue AngioVue)

血流非常快时，边缘洗脱效应导致大血管内血流信号衰减。因此，视乳头和深层脉络膜大血管不能用 SSADA 显示。当流速过慢（低于最慢可测流速）、搏动、间断或不规则时，OCTA 无法检测到血流，这可能会影响结果观察（框 3.1）。

框 3.1　常规检查的建议设置

- 整体检查
  - 全层模式
  - 从 ILM 到 RPE
- 浅层血管复合体
  - 层次：ILM
  - 厚度：60μm
  - 偏移：6μm
- 深层血管复合体
  - 中间毛细血管层：IPL 剖面，厚度 30μm
  - 深层毛细血管层：IPL 剖面向外 60μm，厚度 30μm
- 视网膜外层（无血管区）
  - OPL 和 Bruch 膜下 6~10μm

ILM，内界膜；RPE，视网膜色素上皮细胞；IPL，内丛状层。

如何解决一些操作问题:概念和规则

为了解决一些操作问题(框 3.2),以下情况讨论了概念和规则。

情况 1:无 OCT 信号

OCTA 的信号必须基于 OCT 的信号去相关计算才能完成。

技巧:通过手动设置光束(定中心、聚焦、定位等),来确保获得最佳的 OCT 信号。

情况 2:低 OCT 信号

有时 en face OCTA 图像会显示一些边界平滑的暗区,通常是结构 B 扫描的低结构信号造成的。角膜瘢痕、晶状体混浊、玻璃体混浊可降低视网膜的 OCT 信号,并在其上投射阴影。SSADA 算法基于振幅去相关,对低信号具有较好的耐受性,但有时信号可能太低而无法去相关。干眼或介质混浊可降低 OCT 信号。对焦或偏振处理错误可能会降低 B 扫描的质量,进而影响 OCTA 成像细节。

技巧:滴眼液(人工泪液)可提高泪液质量,良好的散瞳能绕过晶状体混浊区。如果自动设置结果不理想,请尝试手动调整对焦或偏振。

情况 3:OCTA 图像上出现运动伪影

OCTA 算法基于运动对比,因此每一个动作变化都将被去相关。心跳、扫视和固视不良都可能在 OCTA 图像上产生动作信号,因此必须避免。运动伪影可以出现在信号采集期间,或是后处理阶段。

框 3.2　操作问题——概念和规则

- 无 OCT 信号,无 OCTA 图像
- 低结构性 OCT 对比度,低质量 OCTA 成像
- 所有动作都作为运动信号进行处理
- 后期处理伪影
- 默认的分层不一定是最好的分层

- 信号采集期间：

    –位移伪影（水平扫视导致图像不对齐，血管连续性中断，从另一个位置开始）。

    –假阴性血流（极低流量，无法检测到）（图 3.3）。

    –假阳性血流（图 3.4）。

技巧：重新采集图像或尽可能缩短采集时间，以避免依从性降低。

- 后期处理产生的伪影（光视 Optovue 运动矫正技术）：

    –棋盘伪影或缝合伪影（fast X 和 fast Y 轴对线错误）。

    –拉伸伪影（两次扫描之间的运动显示为拉伸图像）。

    –血管重影（fast X 和 fast Y 轴错误重叠造成的伪影）。

    –间隙伪影（眼球运动导致未采集的线呈现为黑色）。

    –波阵面、白线伪影（连续两次扫描之间的运动产生一条去相关水平线）。

技巧：尝试再次采集，有时可能需要停用运动矫正技术和（或）双重追踪。

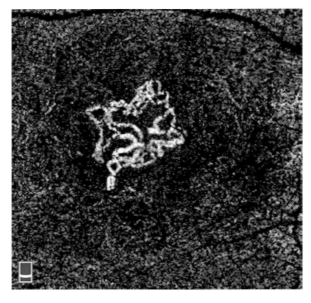

图 3.3　当血流过慢、搏动、间断或不规则时，OCTA 无法观察到血流。此例为治疗后 CNV，注射 24 小时后，许多血流过慢或搏动的小毛细血管都观察不到。（Optovue AngioVue）

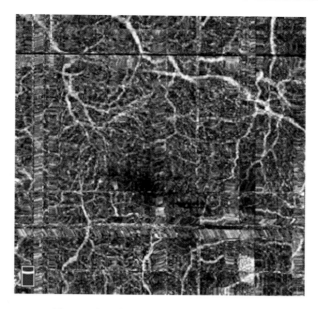

图 3.4　假阳性血流。（Optovue AngioVue）

情况 4：分层问题

　　默认设置通常是评估正常视网膜的最佳选择，但当视网膜结构因水肿或萎缩而变形时，自动分层可能会出现错误，因此有必要进行手动分层。

　　技巧：信息采集完成后，需要评估所有边界的正确位置。如果一个或多个边界放置不正确，必须适当调整边界，然后重新处理数据（图 3.5 和图 3.6）。

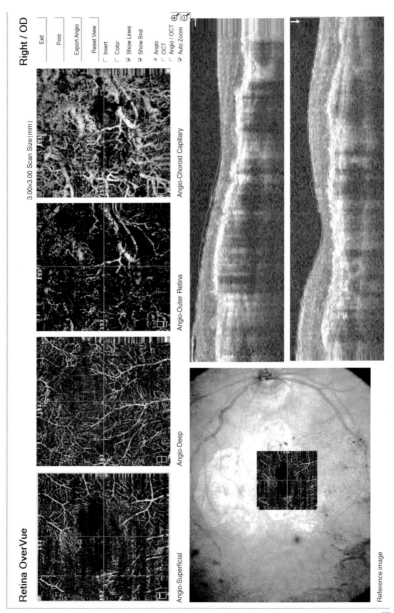

图 3.5 黄斑变性伴视网膜萎缩。（A）萎缩导致视网膜结构变形，自动分层出现错误，需要设置手动分层。（待续）

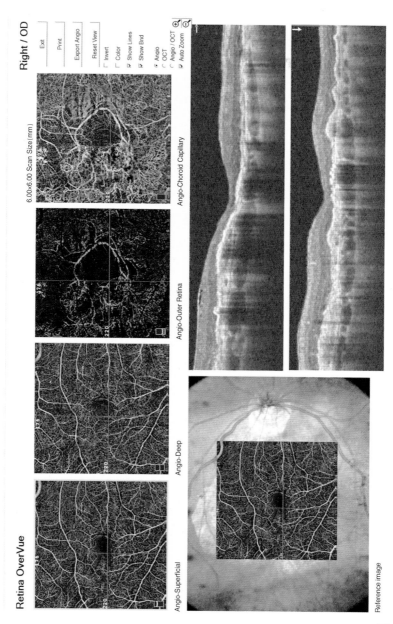

图 3.5（续）　（B）手动分层后。（Optovue AngioVue）

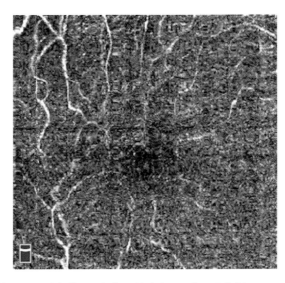

图 3.6　晶状体混浊导致低信号，成像不够清晰，以致无法分析。（Optovue AngioVue）

（王勤美　陈敏　译）

第 **4** 章

OCTA 中的伪影

Marco Rispoli

引言

　　伪影提供了错误的图片信息,易导致误读或误判。OCTA 操作员、读片专家以及撰写报告的人员必须熟悉所有临床病例中可能出现的伪影。任何眼部组织成像方式(FA 和 OCT)都可能受到伪影的影响,OCTA 因其复杂的成像技术可能会产生更多的变形和扭曲,当存在血管搏动或血流速度过快或过慢时,伪影出现的可能性会增加,难以检测到血流。

　　目前,软件的更新已修复了大部分的伪影。伪影可能与图像采集和处理、眼球运动、眼部解剖特征、操作不当和显示方式有关,每种类型的伪影都会产生典型的、可识别的异常图像。本章将沿用 2015 年 Richard Spaide、James Fujimoto 和 Nadia Waheed 对伪影进行的分类和定义(框 4.1 和框 4.2)。本章将按照伪影出现概率由大到小的顺序来进行介绍。

运动伪影

　　目前的 OCTA 设备增加了眼动跟踪技术,并且新的算法解决了产生眼动伪影的关键问题,因此与早期的 OCTA 相比,运动伪影已并不常见,但如果不使用眼动跟踪系统则仍会产生运动伪影。运动伪影分为以下几类[Richard Spaide、James Fujimoto 和 Nadia Waheed(2015),框 4.3]:

框 4.1 OCTA 伪影的类型 1

OCTA 伪影的可能来源:

- 图像采集和处理
- 眼球运动
- 眼解剖学特征
- 操作不当
- 显示方式

框 4.2 OCTA 伪影的类型 2

- 血管投射伪影
- 分层错误
- 假阳性血流
- 假阴性血流
- 低强度
- 非血管性血流信号
- 运动伪影

框 4.3 运动伪影

- 白线伪影
- 缝合伪影/棋盘伪影
- 拉伸伪影
- 血管重影
- 间隙伪影

白线伪影

在成像时,眼球运动使一个区域的成像与非相邻区域的成像相关联,两者之间的线性界面是一个高度非相关区域,呈白色,称为白线伪影(图 4.1A,B)。

缝合伪影/棋盘伪影

在图像采集过程中,固视丢失和扫视运动引起水平和垂直光栅的扫描序列相差很大,运动控制软件强制二者对齐,呈现为缝合伪影或称棋盘伪影。

拉伸伪影

两个不完全属于同一区域的图像被组合在一起,导致图像尤其是图像边缘区域被拉伸或被模糊化。拉伸伪影也与眼球运动有关(图 4.1C)。

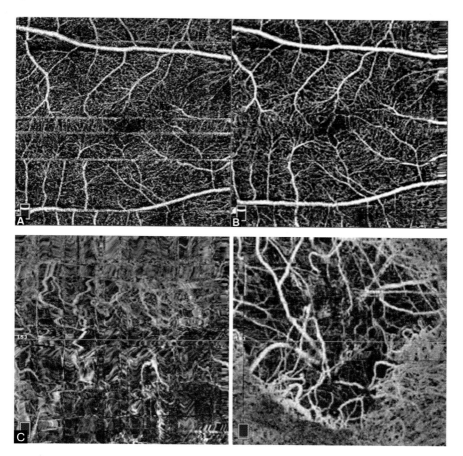

图 4.1　运动伪影。(A)白线伪影。(B)伪影经软件校正。(C)左:拉伸伪影;右:伪影经软件校正。(待续)

血管重影

血管重影的产生与对准系统的运动矫正技术(motion correction technology, MCT)有关,部分血管呈并列双像(图 4.1D)。

间隙伪影

虽然眼动控制软件可以通过重新定位图像片段来更准确地定位眼球,但是图像仍存在不可避免的信息丢失,表现为连续血管的间断部分(图 4.1E)。

血管投射伪影

血管投射伪影是最常见的伪影,几乎存在于所有类型 OCTA 仪器的图像上,其产生是由于浅层血管中的血流向下投射形成波动阴影,在更深层面被反射。OCTA 将穿过视网膜内层血管的光波动与静态组织进行对比,将其处理为血流信号,导致相同的浅层血管图像出现在丛状层和 RPE 层。血管投射伪影在深层反射结构中最明显,如 RPE 层。投射伪影在 en face 图像上表现为较深层图像上的浅层血管图像,在横断面上则表现为血管下方的尾状阴影。

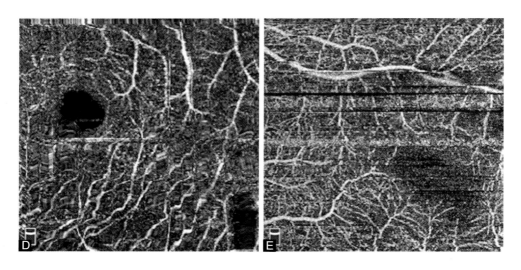

图 4.1(续)   (D)血管重影。(E)间隙伪影。(Optovue AngioVue)

血管投射伪影的消除

目前已有几种算法来解决血管投射伪影,最常见的方法是消除或减弱同一 Z 轴上主血流信号下方的所有血流信号。PR-OCTA 使用图像后处理算法来解决原位血管(真实血管)的血流信号与投射伪影的血流信号之间的模糊性,从而去除伪影,使较深层面的血管能够被清晰显示(图 4.2)。

分层误差

软件是基于正常厚度的视网膜进行自动分层,对于正常或轻微变形的视网膜和脉络膜通常较为精确,仅在一个或多个层面上出现微小的分层误差。与正常眼的偏差会增加分层误差的风险,一些视网膜疾病,例如地图样萎缩或高度近视等,其视网膜和脉络膜厚度较正常人明显减少,若采用标准厚度进行分层会导致选取的组织过多;当视网膜出现变形、肿胀、不规则扭曲或不同于正常状态时(例如,高度近视会导致视网膜变形,静脉阻塞或糖尿病性黄斑水肿患者的视网膜增厚且不规则),软件无法识别层次,进而无法准确地分析血流(图 4.3)。

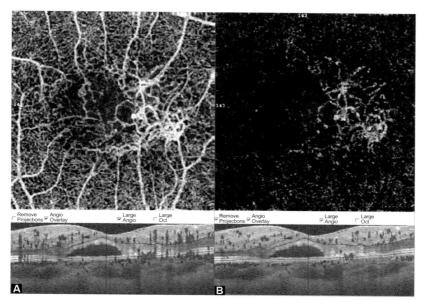

图 4.2　血管投射伪影。(A)en face 图像和 B 扫描上可见投射伪影。在 B 扫描上显示为血管下方的尾状阴影。(B)伪影经软件校正。(Optovue AngioVue)

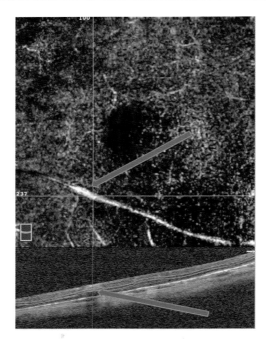

图 4.3 分层误差:浅层血管被软件错误地成像在深层。(Optovue AngioVue)

假阳性血流

假阳性血流的形成原因多样,当前软件无法将其完全矫正。这些伪影可能会干扰血管密度和血流测量,从而需要对每个伪影进行较大工作量的手动测量。假阳性血流可能来源于硬性渗出、色素积聚、血栓性微动脉瘤、视网膜出血以及囊样间隙的边界,这些非血管组织的反射信号容易与血流信号混淆。两条分层线出现交叉时会产生部分假阳性血流,常见于根据内界膜位置对萎缩的视网膜进行分层时,中心凹的分层线可穿过下方的分层线,显示出部分脉络膜血流(图 4.4)。

假阴性血流

无血流信号并不一定意味着没有血管、血管闭塞或血栓形成。为了能够更清晰地观察无血流的血管,须对照 en face OCT。

以下情况可能检测不到血流:

- 流速太慢,低于系统的检测阈值。

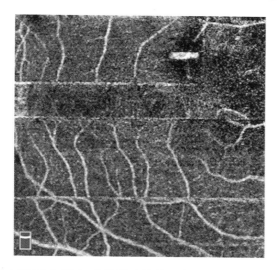

图 4.4　假阳性血流（无血流区）；硬性渗出被检测为血流信号。（Optovue AngioVue）

- 搏动的血流或存在不规则的分层和中断。
- 由于晶状体或玻璃体混浊导致信号强度低。
- 信号可能因在某些结构（如 RPE）发生高散射而减弱（图 4.5）。

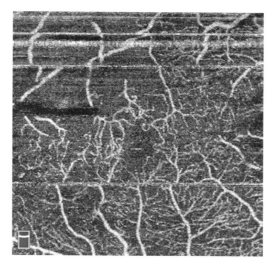

图 4.5　假阴性血流：在血流速度过慢，或搏动性血流过慢且低于系统检测阈值时出现。本图上还可见白线伪影。（Optovue AngioVue）

低强度成像

低强度成像也是最常见的伪影,其产生是由于泪膜、玻璃体积血或混浊和晶状体混浊导致光线到较深层组织的透射量减少(图 4.6)。

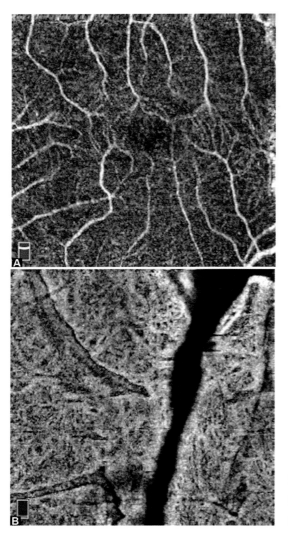

图 4.6　低信号。(A)晶状体混浊导致的低强度图像。(B)致密玻璃体混浊导致的暗图。

非血管性血流信号

在 OCTA 中,大部分背景组织的运动可被消减,这是因为它们具备基本恒定的去相干值。然而在某些情况下,在一些具有非常高的后向散射的结构中,去相关信号仍高于背景信号,如 RPE、硬性渗出物、色素积聚区域、血栓性动脉瘤和视网膜出血。后向散射粒子的高度聚集可能会增强由组织运动或重复扫描之间的位移(框 4.4 至框 4.7)引起的去相干值。

框 4.4　假阳性血流(无血流区)

- 眼球运动噪声
- 硬性渗出物
- 色素积累
- 血栓性微动脉瘤
- 视网膜出血
- 囊样间隙边缘
- 两条分层线交叉处,呈现部分脉络膜血流

框 4.5　假阴性血流

- 流速太慢,且低于系统的检测阈值
- 搏动的血流或存在不规则的分层和中断
- 由于晶状体或玻璃体混浊而产生低强度信号
- 信号可能因在某些结构发生高的散射而减弱,如 RPE

框 4.6　非血管性血流信号伪影

常见原因:

- RPE
- 硬性渗出物
- 色素积累
- 血栓性动脉瘤
- 视网膜出血

框 4.7　低强度伪影

深层组织中光穿透量减少：

- 泪膜
- 角膜混浊
- 玻璃体积血或混浊
- 晶状体混浊

（毛剑波　译）

推荐阅读

1. Spaide RF, Fujimoto JG, Waheed NK. Image artefacts in optical coherence tomography angiography. Retina. 2015;35(11):2163-80.

第 5 章

正常视网膜血管结构的 OCTA

Maria Cristina Savastano, Bruno Lumbroso

引言

　　Chan 等观察到人视网膜微循环的组织学恒定显示出 4 种形态的视网膜毛细血管网。①神经纤维层(nerve fiber layer,NFL)血管网:毛细血管方向与视网膜神经节细胞轴突的方向相平行;②浅内丛状层(inner plexiform layer,IPL)血管网:位于 IPL 以内,表现为间隙狭小的密集毛细血管网,呈垂直分布;③深 IPL 血管网:位于 IPL 之外,毛细血管排列为平面结构;④深内核层(inner nuclear layer,INL)血管网:位于 INL 以内,细小的毛细血管呈线状分布,几乎没有弯曲。

　　OCTA 显示,视网膜血管分布在 3 个不同的层面。①浅层血管网(superficial vascular plexus,SVP):为位于 NFL 的较为均一的大血管,检眼镜下可观察到;②中层毛细血管网(inner capillary plexus,ICP):由位于接近 INL 内表面的小毛细血管构成;③外层血管网(outer vascular plexus,OVP):与 ICP 形态相似,但位于 OPL 外表面。

　　OCTA 可以在活体检测视网膜血管的解剖特征,在此之前,我们曾认为 SVP 和复杂的内/外血管网复合体只是单一的深血管层,OCTA 让我们得以将这两者区分开来。最近 Campbell Jia 和 Huang 等描述了 OCTA 的分层界面,认为视网膜的 4 个血管网[视乳头周围放射状毛细血管网(radial peripapillary capillary plexus, RPCP)、SVP、ICP、深层毛细血管网(deep capillary plexus,DCP)]可整合为两个血管复合体:浅层血管复合体(superficial vascular complexes,SVC)和深层血管复合体(deep vascular complexes,DVC)。SVP 由视网膜中央动脉供血,包括集中分布于

GCL 的大动脉、小动脉、毛细血管、小静脉和大静脉;在 INL 的上方和下方有两个较深的毛细血管网,分别称 ICP 和 DCP,由 SVP 的垂直吻合支供血;第 4 个血管网仅分布于局部视网膜,为 RPCP。RPCP 与具有小叶结构的深层血管网不同,其结构特殊,血管与 NFL 的轴突相平行,功能意义在于为该区域密集的神经纤维束提供血供(图 5.1)。

视网膜血管网

组织学上,视网膜血管网有 3 层:一浅层、两深层。SVP 分布于 GCL 和 NFL 内,两个深层血管网(ICP 和 DCP)分别位于 INL 内侧和 OPL 外侧。通过 SSADA,OCTA 的分辨率可以清晰地显示 ILM 下方 60μm 处的 SVP。在临床上<30μm 的结构不具备足够的分辨率,根据 Spaide 建议,ICP 和 DCP 无法被 OCTA 明确区分而被一起视为单个血管网,本章亦如此。

根据我们对健康人眼的经验,评估 SVP 应从 ILM 开始以 60μm 的厚度扫描,以完整显示该血管网,评估深层血管网则应参照 IPL 以 30μm 的厚度扫描,以完整显示深层血管网(图 5.2)。

OCTA 显示了视网膜两个血管网血供的形态差异,这些差异在所有健康的眼

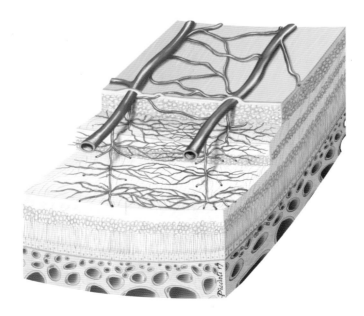

图 5.1　Campbell Jia 和 Huang 等描述的 OCTA 的分层界面,本图描绘了 SVP、ICP 和 DCP,未画出 RPCP。

浅层血管网　　　　　　　　深层血管网　　　　　　　　无血管区

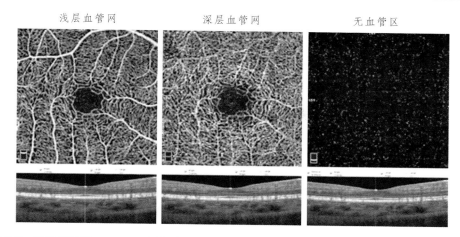

图 5.2　正常视网膜。SVP——黑色背景上多条相互连接并向心性分布的白色线状结构(血流),其向中心凹会聚,形态酷似蜘蛛网。在无血管区周围,毛细血管形成连续的中心凹旁血管拱环,并呈规则的网状结构。下方对应的 B 扫描显示红色的正常血管和薄层分析(红线和绿线之间)。深层血管网——小而紧密的血管有序地分布在中心凹无血管区周围,呈水平和径向连接。血管扇形分支并相互连接,形成复杂的血管网。下方对应的 B 扫描显示红色的正常血管和薄层分析(红线和绿线之间)。无血管区——黑色背景上没有白色结构,证明 ONL 没有血流。下方对应的 B 扫描显示红色的正常血管和薄层分析(红线和绿线之间)。

中都很明显。单个或两个血管网的形态变化可能与早期疾病有关。

浅层血管网

　　SVP 血管分布显示为黑色背景上多条向心性分布的白色线状结构 (血流分析),起源于上下血管弓并向中心凹会聚。二级血管离开主干后,形成蜘蛛网状结构。血管线状走行规整,血管网规则,不会突然变向或屈曲绕绊。血管在整个扫描过程中显示血流信号(去相关)。在无血管区周围,毛细血管形成连续的中心凹旁血管拱环,并呈规则的网状结构。

深层血管网

　　血管紧密排布,形成大量水平和径向连接,并同心状分布在中心凹无血管区周围,末端扇形散开并相互连接,形成复杂的网状结构。

深、浅层血管网间的相互连接

　　同一深丛的深、浅血管形成众多小而垂直的吻合连接,由此构成了血管网。相互连接的分支血管起源于浅血管网,下行至深血管网中扇形散开。水平走行的血管扇形散开,与每个垂直走行的血管下端相互连接,形成复杂的血管网(图 5.3)。

FA 显示的这两个血管网相互覆盖,难以被区分或分别评估。OCTA 无须借助染料即可良好显示血管内血流,但仍需新的图像解析方法和新的参数用于血管疾病的诊断。图 5.4 为白化病患者中心凹发育不全的 OCTA 黄斑扫描图像,该图来自两名患有眼皮肤白化病的患者,图中显示缺乏中心凹结构。

OCTA 的主要局限在于其扫描仅能覆盖黄斑区域 (3mm×3mm,6mm×6mm 到8mm×8mm),但在不久的将来,全域 OCTA 可以为诊疗提供更多的信息和细节;另一个局限为目前的分析软件无法清晰显示 RPE 以下的结构。

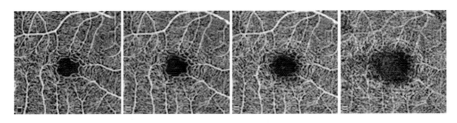

图 5.3   深、浅层血管网间的相互连接。从浅层到深层血管网以 10μm 间距进行连续的"en face" OCTA 扫描并叠加。红色圆圈重点标明了相互连接的血管分支的不同特征,它们起源于浅血管网,并下行至深血管网中扇形散开。

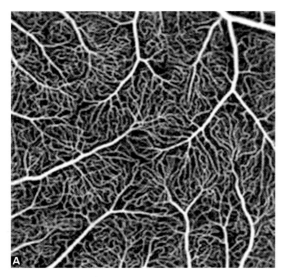

图 5.4   中心凹发育不全——来自两名眼皮肤白化病患者的 OCTA,无中心凹无血管区。此图是 10 次单独扫描的均值图像 (不是单个图像)。(Courtesy: Melissa Wilk and Joseph Carroll USA. Optovue AngioVue.)(待续)

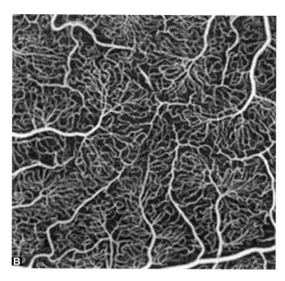

图 5.4（续）

（吕林 译）

推荐阅读

1. Bonnin S, Mané V, Couturier A, Julien M, Paques M, Tadayoni R, et al. New insight into the macular deep vascular plexus imaged by optical coherence tomography angiography. Retina. 2015;35(11):2347-52.
2. Campbell JP, Zhang M, Hwang TS, Bailey ST, Wilson DJ, Jia Y, et al. Detailed Vascular Anatomy of the Human Retina by Projection Resolved Optical Coherence Tomography Angiography. Sci Rep. 2017;7:42201.
3. Carpineto P, Mastropasqua R, Marchini G, Toto L, Di Nicola M, Di Antonio L. Reproducibility and repeatability of foveal avascular zone measurements in healthy subjects by optical coherence tomography angiography. Br J Ophthalmol. 201wWw6;100(5):671-6.
4. Chan G, Balaratnasingam C, Yu PK, Morgan WH, McAllister IL, Cringle SJ, et al. Quantitative morphometry of perifoveal capillary networks in the human retina. Invest Ophthalmol Vis Sci. 2012;53(9):5502-14.
5. Druault A. Appareil de la Vision. Traité d'Anatomie Humaine. Poirier et Charpy. 1911;1:1018.
6. Duke-Elder S. The Anatomy of Visual System. London, United Kingdom: Henry Kimpton; 1961. pp. 372-6.
7. Hogan M, Alvarado J, Weddell JE. Histology of the Human Eye—An Atlas and Textbook. Philadelphia, PA: WB Saunders; 1971.
8. Huang D, Swanson EA, Lin CP, Schuman JS, Stinson WG, Chang W, et al. Optical coherence tomography. Science. 1991;254(5035):1178-81.
9. Jia Y, Bailey ST, Wilson DJ, Tan O, Klein ML, Flaxel CJ, et al. Quantitative optical coherence tomography angiography of choroidal neovascularization in age-related macular degeneration. Ophthalmology. 2014;121(7):1435-44.

10. Jia Y, Tan O, Tokayer J, Potsaid B, Wang Y, Liu JJ, et al. Split-spectrum amplitude decorrelation angiography with optical coherence tomography. Opt Express. 2012;20(4):4710-25.

11. Redslob E. Anatomie du Globe Oculaire. Traité d'Ophtalmologie. Paris, France: Masson, édit, 1939;5:382.

12. Savastano MC, Lumbroso B, Rispoli M. In vivo characterization of retinal vascularization morphology using optical coherence tomography angiography. Retina. 2015;35(11):2196-203.

13. Spaide RF, Curcio CA. Evaluation of Segmentation of the Superficial and Deep Vascular Layers of the Retina By Optical Coherence Tomography Angiography Instruments in Normal Eyes. JAMA Ophthalmol. 2017;135(3):259-62.

14. Spaide RF, Klancnik JM Jr, Cooney MJ. Retinal vascular layers imaged by fluorescein angiography and optical coherence tomography angiography. JAMA Ophthalmol. 2015;133(1):45-50.

第 **6** 章

OCTA 的定量评估

Marco Rispoli

引言

经典的 FA 不能提供定量数据，而临床日常所使用的 OCTA 可以提供比 FA 更好的视网膜血管网图像并进行定量评估，且 OCTA 比传统的 ICGA 能更好地对脉络膜毛细血管进行成像。血流图像应在同一次检查中与定量分析相关联，以便进行实时评估和后续随访。AngioAnalytics 软件可以实现对 OCTA 数据的量化，在临床中可用于评估血流面积、无灌注区面积和血流密度，并对 OCTA 参数进行可靠和重复的测量。AngioAnalytics 软件很快会将其应用扩展到血流速度以及其他参数的测量（框 6.1 和框 6.2）。

血流面积

OCTA 的定量评估着重对分层区域的血管结构内的血流进行量化，这是在 FA 基础上的一个很大进步，因为 FA 不能实现定量测量，并且造影早期的染料染色和渗漏会掩盖新生血管网的形态。定量评估可用于治疗前后的新生血管随访，

框 6.1　目前 OCTA 的定量参数

- 血流面积
- 无灌注区面积
- 血流密度图

框 6.2   未来的 OCTA 定量参数

- 血流速度
- 血管直径
- 血管周长指数
- 血管弯曲度
- 中心凹无血管区面积
- 轮廓不规则度
- 旁中心凹无血管密度

以及研究增殖性视网膜病变中视网膜前新生血管和视乳头新生血管在治疗后或治疗前的演变。操作者在选择正确的区域和层面后，可以将新生血管的轮廓描绘出来，该软件自动识别和测量轮廓区域及其包含的血流面积，并保存测量值以比较随访期间 CNV 的大小(图 6.1 和图 6.2)。

无灌注面积、血管缺失面积

无灌注面积显示的是由于相对或完全缺血，血流低于正常的血管"缺失"面

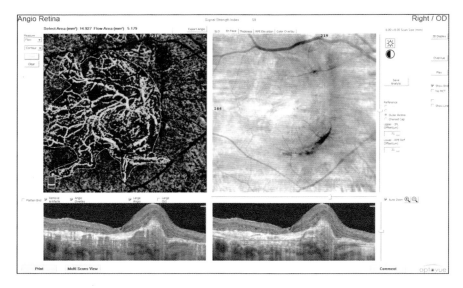

图 6.1   新血管区域由短划线描绘出，其中新生血管血流以黄色显示，其下方是血流信号的 B 扫描图像。右侧是结构 en face 图像，其下方是结构 B 扫描图像。软件显示了操作员描绘的新生血管区的面积和黄色血流面积。(Optovue AngioVue)

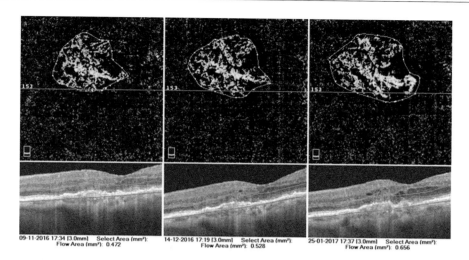

图 6.2　监测治疗期间 CNV 的演变,每次检查时测量新生血管面积,可以实现即时定性和定量比较。(Optovue AngioVue)

积,可用于血管性视网膜病变、血管闭塞性糖尿病视网膜病变(diabetic retinopathy,DR)、视网膜分支静脉阻塞(branch retinal vein occlusion,BRVO)、视网膜中央静脉阻塞(central retinal vein occlusion,CRVO)、视网膜中央动脉阻塞(central retinal artery occlusion,CRAO)和其他视网膜病变。临床上可用于分别研究浅层和深层血管网中的血流缺失面积。在选择合适的区域后,可以单击无灌注区内的任意一点,软件会自动勾画出具有相同像素值的区域(图 6.3A),无灌注区将以黄色突出显示。保存测量结果,以便在随访中将其与后续检查结果进行比较(图6.3B)。

血流密度图

血流密度图测量 en face 血流成像图中血管区内的血流。密度图显示记录下的血流区域和无血流的区域,以数字比率表示并以一系列伪彩显示:高血流密度区以暖色显示,低血流密度区或无血流区以冷色显示。该分析基于以黄斑为中心的糖尿病视网膜病变早期治疗研究 (early treatment diabetic retinopathy study,ETDRS)中的视网膜厚度分区,因此每个象限都有一个平均血流密度值,可以针对浅层和深层血管网分别计算血流密度(图 6.4)。血流密度图可用于血管性视网膜疾病的随访,可以保存所选数据以进行比较。

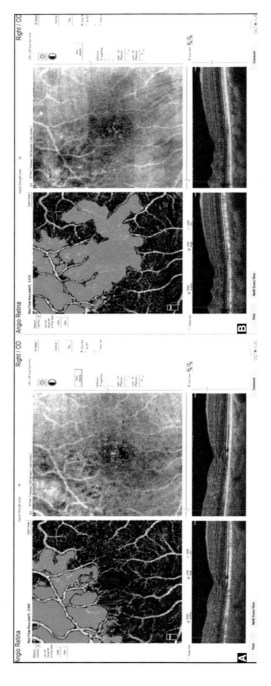

图 6.3　(A)分支静脉阻塞,SVP 中有一分支血流缺失(左图,无血流区以黄色突出显示)(单位:mm²),其下方是血流的 B 扫描图像;右侧是结构 en face 图像,其下方是结构 B 扫描图像。(B)治疗后,无灌注面积增加(左图,无灌注区以黄色突出显示),其下方是血流的 B 扫描图像;右侧是结构 en face 图像,其下方是结构 B 扫描图像。(Optovue AngioVue)

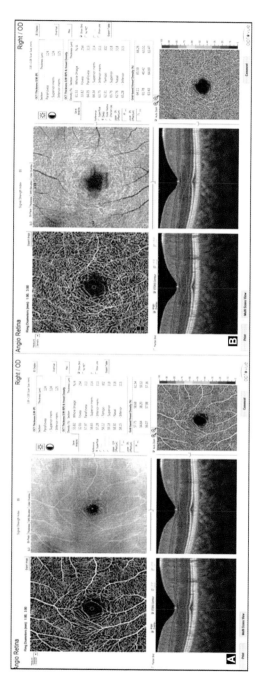

图 6.4 (A)SVP 的血流密度图。右下图是对应于左上方血流图像的血流密度图；右上表是叠加在血流图像上的环形网格的数值。(B)深层血管网的血流密度图。右下图是对应于左上方血流图像的血流密度图；右上表是叠加在血流图像上的环形网格的数值。(Optovue AngioVue)

血流速度

血流速度测量软件以数字表示血流速度并以一系列伪彩显示：高速血流区以暖色显示，低速血流区以冷色显示。该软件将很快被应用于临床，并有助于 CNV 和血管性视网膜病变的诊断和随访。

其他 OCTA 的定量参数

OCTA 参数的综合分析不仅限于血流面积、无灌注区面积和血流密度图，还包括其他一些重要参数：

- 血管直径。
- 血管周长指数。
- 血管弯曲度。
- 中心凹无血管区面积。
- 轮廓不规则度。
- 旁中心凹无血管密度。

（孙晓东　译）

推荐阅读

1. de Carlo TE, Romano A, Waheed NK, Duker JS. A review of optical coherence tomography angiography (OCTA). Int J Retina Vitreous. 2015;15;1:5.
2. Lee J, Rosen R Optical Coherence Tomography Angiography in Diabetes. Curr Diab Rep. 2016;16(12):123.

第 7 章

年龄相关性黄斑变性的脉络膜新生血管(渗出性和非渗出性脉络膜新生血管)

Bruno Lumbroso,Marco Rispoli

OCTA 在脉络膜新生血管中的日常临床应用

对于 CNV 的诊断、分类、分级和治疗决策,OCTA 已在日常临床应用中取代了染料血管造影。通过 OCTA,临床医生能够同时观察视网膜的组织结构和血流,无创、敏感且准确地评估各种类型 CNV 并进行 CNV 分类、描述和测量。在 AMD 的 CNV 治疗中,OCTA 逐渐占据重要地位, 非渗出性 CNV 的发现得益于 OCTA,多次重复 OCTA 检查使治疗和未治疗的 CNV 监测变得更容易。

AngioAnalytics 可以量化视网膜中的血流密度,创建 CNV 周围的血流和低流量区域的地形图,用黄线显示轮廓,快速简便地突出这些区域。

分类

CNV 的评估和分类主要依据其位置和形态, 是否为渗出性是一项新的重要分类依据。由于 OCTA 的出现,非渗出性 CNV 最近被单独归为一类。

本章将 CNV 分为渗出性 CNV 和非渗出性 CNV 两大亚类。AngioAnalytics 软件可以量化新生血管的血流面积(框 7.1 至框 7.3)。

CNV 的评估

新生血管的评价包括形态,但毛细血管的密度比形态更加重要。血流密度密集或稀少、二级分支密集或稀少均有助于判断 CNV,CNV 分支状态(活动或静止)也会提供其他有用信息(框 7.4 至框 7.6)。

血管环主要存在于 CNV 外周并且代表其活动性和生长性,没有血管环则代表 CNV 静止或不活跃。血管可以或细或粗,或直或曲,外周血管拱环可以完整、破裂或缺乏(框 7.7 和框 7.8)。近期一个新的软件可量化血流,将来的软件还将显示血流流速。

积液的存在有助于定义 CNV 是否为渗出性。

CNV 周围的暗晕可以被量化。

框 7.1　CNV 的分类

Jung Freund AJO. 2014:

- 1 型:RPE 下型,约占 40%
- 2 型:视网膜下型,约占 9%
- 3 型:视网膜内型,约占 24%
- 4 型:混合型,约占 17%

框 7.2　CNV 的分类

- 渗出性
  - 1 型:RPE 下型,约占 40%
  - 2 型:视网膜下型,约占 9%
  - 3 型:视网膜内型,约占 24%
  - 4 型:混合型,约占 17%
- 其他类型
  - 近视型
  - 中心性浆液性脉络膜视网膜病变(central serous chorioretinopathy,CSC)CNV
  - 纤维瘢痕内残留的新生血管
- 非渗出性

框 7.3　CNV 的特征

- 渗出性 1 型
  - –RPE 浅脱离
  - –纤维和血管数量
- 渗出性 2 型
  - –视网膜下积液
  - –弥漫性水肿
  - –囊样水肿
  - –出血
  - –外层视网膜层的改变
  - –光感受器严重损伤
- 渗出性 3 型
  - –RPE 层脱离
  - –视网膜内和视网膜下积液
  - –囊样水肿
  - –出血
- 渗出性 4 或混合型：病变同时包含 1 型和 2 型 CNV
  - –RPE 纤维血管性浅脱离
  - –视网膜下积液
  - –囊样水肿
  - –出血
  - –外层视网膜层的改变
- 非渗出性
  - –存在 RPE 浅脱离
  - –无视网膜下积液
  - –无弥漫性水肿
  - –无囊样水肿
  - –无出血
  - –外层视网膜没有或较少改变
  - –没有光感受器严重病变

框 7.4 CNV 的评估内容

- 形态
- 毛细血管密度:密集/稀疏
- 血管分支:密集/稀疏/树枝状血管
- 血管环:有/无
- 血管直径:细/粗
- 血管形态:笔直/弯曲
- 血流量化
- 渗出性/非渗出性

框 7.5 CNV 的一般形态

- 珊瑚形
- 扇形
- 美杜莎头形
- 轮辐状
- 缠绕状
- 枯树状
- 细丝状
- 星形
- 簇状
- 肾小球形

框 7.6 CNV 的毛细血管密度

- 密度:密集/稀疏
- 直径:细/粗
- 数量:多/少

框 7.7 CNV 的血管环形态

- 主要位于血管可以合并成型的周边部位
- 血管拱环连续或中断
- 轮辐状/扇形/珊瑚形

框 7.8　CNV 的血管环密度

- 密集
- 稀少
- 血管细
- 集中于树枝状 CNV 中
- 在缠绕的新生血管和枯树状的 CNV 中很少发现血管环

渗出性 CNV:1 型、2 型、3 型和 4 型(混合型)

1 型 CNV(原来称为隐匿性 CNV)

定位:1 型 CNV 在 RPE 层的扁平隆起下方形成，通常位于隆起的 RPE 层和 Bruch 膜之间。

临床特征:如果存在纤维血管组织，则 RPE 隆起部分表现为脱离，脱离的 RPE 下存在液体，即视网膜下积液。后期出现纤维化,若不治疗继续发展将会导致纤维血管斑块。

FA 特征:早期荧光渗漏并逐渐增强,病灶边缘模糊,CNV 成像模糊(框 7.9)。

ICGA 特征:早期可见滋养血管及其分支,晚期可见具有边缘清晰的斑块(框 7.10)。

OCT 特征：常表现为不规则或波浪状的扁平 RPE 隆起，隆起的 RPE 层和 Bruch 膜之间存在液体或纤维血管组织。在病变周围，椭圆体带不规则且分段(框 7.11)。

OCTA 特征:1 型 CNV 最初出现在 RPE 下,在无血管区中无血流,随后可能扩散到无血管区。

框 7.9　1 型 CNV 的 FA 特征

- 早期渗漏,渗漏缓慢,渐进性增加
- 边界模糊
- 渗漏不规则
- CNV 表现为模糊的强荧光

框 7.10　1 型 CNV 的 ICGA 特征

- 早期可见滋养血管及其分支,晚期可见边缘清晰的斑块
- 边界一般较清晰
- 单个或多个斑块,多个斑块可能重叠
- 存在或缺乏强荧光

框 7.11　1 型 CNV 的 OCT 特征

- 不规则或波浪状的扁平 RPE 层隆起
- 隆起的 RPE 层和 Bruch 膜之间存在液体
- 椭圆体带的变化:不规则、增厚
- 神经上皮层部分中断
- 纤维层位于隆起的 RPE 层下
- 隆起的 RPE 层频繁撕裂

形态:毛细血管可能致密或稀疏,或因动脉化和反复再生,血管可能细而多,或因丢失了较细的毛细血管而变得更粗、更直和更硬。

新生血管的形态有美杜莎头形、珊瑚形、轮辐状、扇形、枯树状、缠绕网状、细丝状和血管环(图 7.1 至图 7.5)。

血管环主要见于 CNV 边缘,形成轮辐状、扇形、美杜莎头形或珊瑚形。它们可能是密集的、稀少而细的,或密集形成复杂的树枝状。细丝缠绕状和枯树状的新生血管中很少见到血管环,有一条滋养血管主干或多条滋养血管分支。经过几次治疗后,密集的 CNV 可能会出现枯树特征(图 7.5)。

单根或缠绕的细丝状新生血管有时可见于 AMD,但更常见于肥厚型脉络膜相关疾病和慢性色素上皮病变(发生于 20%~30%的患者)(图 7.6)。

表面积:1 型 CNV 的表面积通常比 2 型 CNV 更大。

病灶周围暗晕:CNV 周围总是有一个暗环或暗晕,可能是由于脉络膜毛细血管的形态学变化、血流屏障破坏(液体、色素、积血)或血流改变、血流消退等导致的(图 7.7,框 7.12)。

2 型 CNV(原来称为典型性 CNV)

定位:在 RPE 上方的视网膜下间隙形成,并延伸到外部无血管区域。

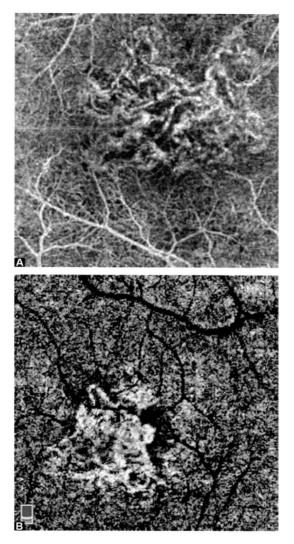

图 7.1　1 型 CNV 位于扁平隆起的 RPE 和 Bruch 膜之间,毛细血管稀疏且粗,并有中央滋养血管束。CNV 边缘形成外周血管拱环表明 CNV 是活动的。CNV 周围有一个暗晕。(Optovue AngioVue)

　　临床特征:始终伴视网膜内积液(弥漫性水肿和囊样水肿)和视网膜扁平隆起。

　　FA 特征:2 型 CNV 小于 1 型 CNV,强荧光比 1 型更明显,边缘更清晰。早期可见中央滋养血管并在外周形成血管环。

　　OCT 特征:视网膜厚度不规则增加并累及神经上皮细胞,伴有囊样水肿和弥漫性水肿。高反射斑点和出血始终存在,常可看到边缘模糊的视网膜内高反射

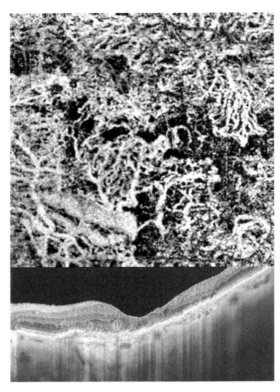

图 7.2   珊瑚形 1 型 CNV,至少有 3 个密集的毛细血管网。血管环主要位于 CNV 边缘,形成外周血管拱环,每个外周血管拱环都有滋养血管。(Optovue AngioVue,投射伪影消除)

区域。

OCTA **特征**:2 型 CNV 位于 RPE 层上方,血流丰富且始终位于无血管区,后缓慢深入视网膜,新生血管网面积小于 1 型 CNV。

形态多样,轮辐状和扇形最常见,此外还有珊瑚形、美杜莎头形、圆形、树枝状、星形等。毛细血管密集,血管环位于病变边缘,参与连续血管拱环、轮辐状或扇形新生血管的形成, 总是有一条大的主干滋养血管和滋养血管束 (图 7.8 和图 7.9)。

经过反复治疗,动脉化特征显现:毛细血管变得更宽、更粗、更直,较细的毛细血管消退,视网膜外层病变常伴有纤维化和光感受器改变,CNV 周围总有一个暗晕(图 7.10)。

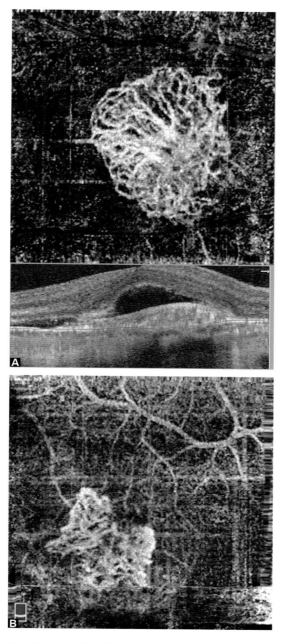

图 7.3 (A)轮辐状 1 型 CNV:血管环主要位于周边,密集连续的血管拱环表明 CNV 是活动的, 周围有大的暗晕。下方为 B 扫描图像(开启投射伪影消除软件)。(B)不规则形 1 型 CNV:血管环 主要位于周边,密集连续的血管拱环提示 CNV 是活动的,周围有一层薄薄的暗晕,伴有滋养血 管束。(Optovue AngioVue)

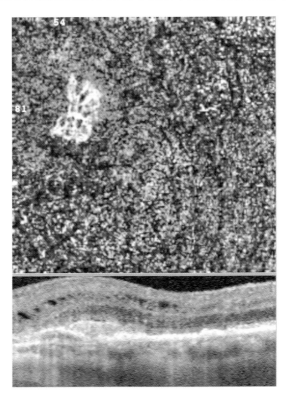

图 7.4　小而不规则的扇形 1 型 CNV,延伸至视网膜外层。只有一条滋养血管,外周血管环较少。B 扫描可见视网膜层水肿。(Optovue AngioVue)

3 型 CNV[原来称为视网膜血管瘤样增生(retinal angiomatous proliferation,RAP)或视网膜脉络膜血管吻合(retinal chorioretinal anastomosis,RCA)]

视网膜内 CNV(3 型 CNV)由视网膜内血管吻合组成。CNV 最初位于视网膜深层,随后向深层延伸至 RPE 层,向表面延伸至视网膜表面,常伴视网膜水肿。因此,视网膜内 CNV 形成常导致 RPE 的浆液性脱离、渗出、出血和浆液性视网膜神经上皮层脱离,视网膜脉络膜血管吻合也很常见。

定位:位于视网膜神经上皮层的无血管层。

临床特征:局灶性 CNV 增生起源于视网膜深部血管层(实质为 RAP),CNV 延伸导致 RPE 脱离并突破 Bruch 膜,引起持续性的点状出血和水肿。

FA 和 ICGA 特征:显示强荧光的视网膜内血管形成,其特征在于视网膜-视网膜血管吻合,有时在 ICGA 出现强荧光点,常伴出血和水肿。

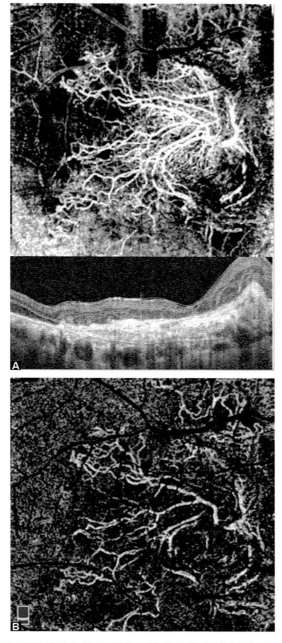

图 7.5　(A)1 型 CNV:可以看到血管环,伴中央滋养血管束,外周拱环间断,毛细血管灌注丰富,周围可见暗晕。大量细小的毛细血管、血管环和血管吻合支,表明该 CNV 具有高度活动性。(B)枯树状 CNV:同一病例经多次治疗后表现为特征性的枯树状,周围有一个暗晕,细小毛细血管消失,缺乏血管环和血管吻合支,剩余的血管更硬、更粗、更直,表明 CNV 是静止的。(Optovue AngioVue,投射伪影消除)

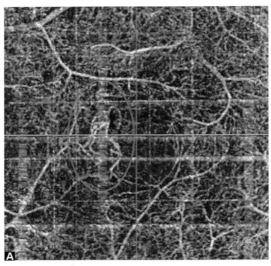

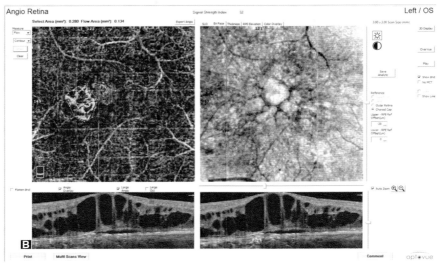

图 7.6　CSC 中的细丝状 1 型 CNV,缺乏细小毛细血管环和血管吻合支。(Optovue AngioVue)

　　OCT 特征:视网膜厚度增加并且常伴神经上皮囊样水肿和弥漫性水肿,并总是伴有高反射斑块和出血,迅速出现色素上皮脱离(pigment epithelium detachment,PED)。

　　OCTA 特征:显示源自深部毛细血管网的视网膜–视网膜血管吻合,在外层视网膜中形成簇状或肾小球形高流量血管网。CNV 与 RPE 下的血管吻合。在某些情况下,CNV 与脉络膜血管吻合(图 7.11)。

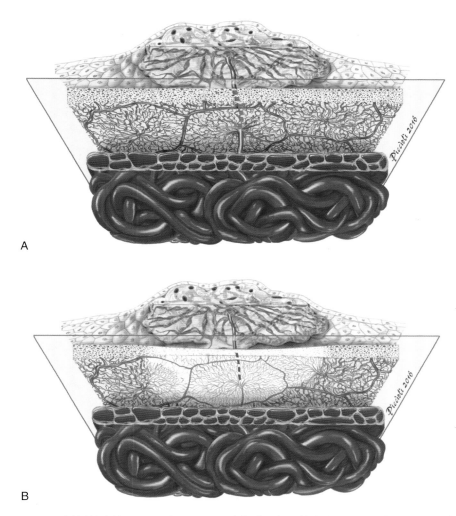

图 7.7　CNV 周围的暗晕。(A) 显示 CNV 下的脉络膜毛细血管暗晕和 Bruch 膜。(B) 显示脉络膜毛细血管(暗晕)和 CNV 下方的血流减少。

框 7.12　CNV 周围的暗晕

- 小/大
- 治疗后的暗晕变化,随访暗晕波动情况

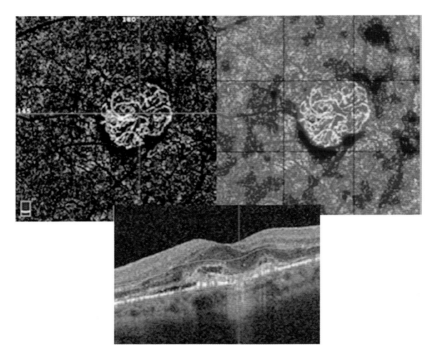

图 7.8 轮辐状 2 型 CNV。左图为 en face 图像,右图为血流密度图,下图为 B 扫描图像,显示隆起的视网膜下出现水肿和积液,伴有中央滋养血管束,毛细血管密集、小而细,外周血管拱环形成。CNV 周围有一个暗晕。(Optovue AngioVue)

4 型 CNV(混合型 CNV)

在 OCTA 用于视网膜检查之前,识别这些复杂血管的形成几乎不可能。OCTA 能够准确地研究不同视网膜层面形成的复杂血管, 并分别突出不同层次的血管。若新生血管突破 RPE 层并穿透视网膜无血管层时,则为 1 型 CNV 的常规进展。4 型 CNV 包含了在不同视网膜层面形成的两个或两个以上平行血管层。

临床特征:RPE 波浪状扁平隆起,伴分层结构。在脱离的 RPE 下面有积液和视网膜下积液,后期出现严重的光感受器病变和纤维化。

FA 和 ICGA 特征:FA 无法确诊 4 型 CNV,早期弥漫性强荧光缓慢且逐渐增加。在 ICGA 早期可见带有分支的滋养血管,后期通常可见具有边界清晰的斑块。

OCT 特征:CNV 位于扁平隆起的 RPE 和 Bruch 膜之间, 来自视网膜下和视网膜内血管,CNV 周围存在积液;总是伴随椭圆体带的变化、不规则化、增厚,并伴有视网膜弥漫性水肿和囊样水肿。OCT 可显示隆起的 RPE 下的纤维血管组

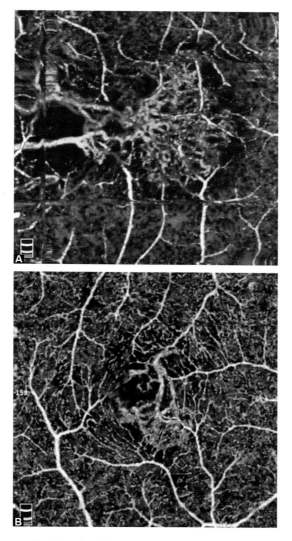

图 7.9　扇形 2 型 CNV。明显的两条滋养血管主干以及密集的外周血管拱环,CNV 周围有暗晕。
[Courtesy: Yusuf Durlu Istanbul (Optovue Angiovue)]

织层。

　　OCTA 特征:OCTA 可对形成 4 型 CNV 的各层(两层或更多血管层)进行单独分析并明确其特征。

　　滋养血管有一条主干或多条分支,并且这些 CNV 周围总有一个暗晕(图 7.12 和框 7.13)。

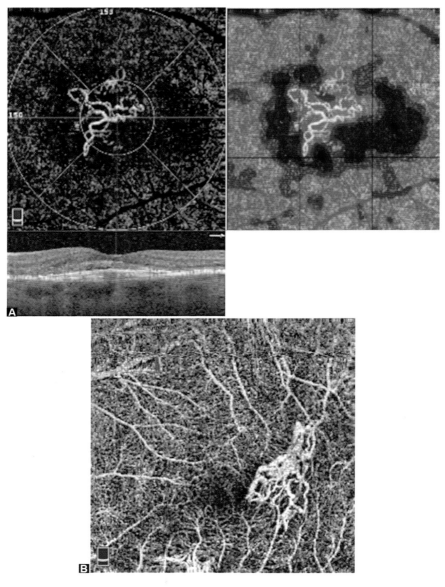

图 7.10 2 型动脉化 CNV 的 OCTA 和血流密度图。反复玻璃体腔注射(intravitreal injections,IVT)后(约在治疗持续 1.5 年后)出现动脉化;毛细血管变宽、变粗、变直,较细的毛细血管消失。外层视网膜层损伤常伴纤维化和光感受器改变。(Optovue AngioVue)

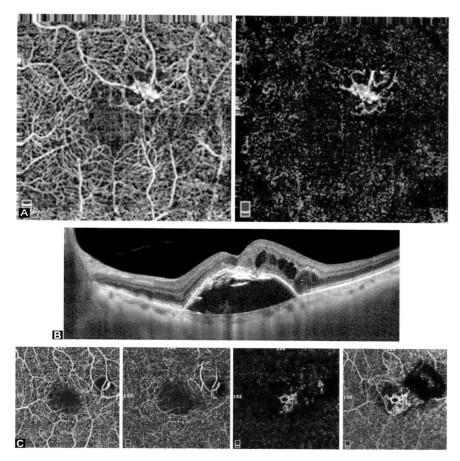

图 7.11　(A)3 型 CNV 位于外层视网膜无血管层。左图:小簇状 CNV 被来自内部血管网的投射伪影包围;右图:Optovue 软件消除了投射伪影。(B)B 扫描:CNV 位于外层视网膜的无血管层,紧邻脱离的 RPE,伴囊样水肿。(C)OCTA:CNV 见于视网膜无血管层并且位置更深,紧邻脱离的RPE。(待续)

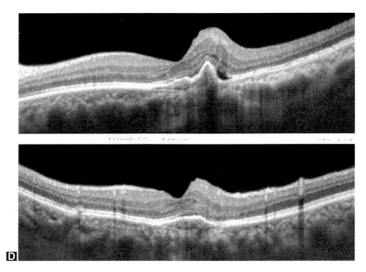

图 7.11(续) (D) 与图 7.11C 为同一病例的横断面扫描。[Courtesy: Susanna Catalano, Stefania Abbruzzese. Rome, Italy (Figs 11C and D).]

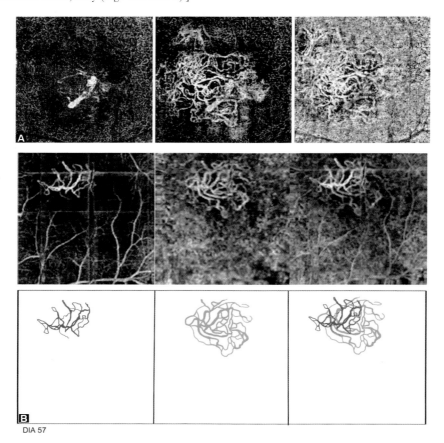

框 7.13　4 型 CNV 的形态

- 4 型 CNV 包括两个或多个平行的血管层，覆盖在几个层面上：2 型 CNV 位于 RPE 层上方；1 型 CNV 位于 RPE 下方 Bruch 膜上，一个或多个，较大且不规则

- 4 型 CNV 中 1 型 CNV 的形态：珊瑚形、扇形、美杜莎头形、轮辐状、缠绕状、树枝状、枯树状、细丝状

- 4 型 CNV 中 2 型 CNV 的形态：珊瑚形、扇形、美杜莎头形、轮辐状、圆形、树枝状、星形

渗出性 CNV 的进展

在包括大量玻璃体腔注射的长期治疗约 1 年或 1.5 年后，治疗动脉化特征显现：毛细血管变得更宽、更粗和更直，而较细的毛细血管消失；外层视网膜病变常伴纤维化和光感受器改变；CNV 周围常有暗晕(框 7.14)。随后出现纤维性瘢痕，在瘢痕内部，可以观察到一些粗而直、血流不规则的大血管，没有细的毛细血管或微血管环(框 7.15 至框 7.18)。

框 7.14　渗出性 CNV 形成演变：成熟、动脉化特征

- 毛细血管变得更宽、更粗和更直
- 较细的毛细血管消失
- 晚期血管纤维化和光感受器改变
- CNV 周围有暗晕

框 7.15　纤维血管瘢痕

- 较多大血管
- 血管粗而直，血流不规则
- 没有细毛细血管
- 没有可见的微血管环

图 7.12　4 型 CNV：OCTA 可以突出显示各血管层。(A)此例示 3 个平行的新生血管层：左为无血管层，中为较深层，右为脉络膜毛细血管层。(B)此例示两个平行的新生血管层：左为无血管层，中为较深层，右为两个重叠的层面。(Optovue AngioVue)

框 7.16　视网膜下新生血管膜的原因

- 常见原因
  - 年龄相关性黄斑变性(age-related macular degeneration, AMD)
  - 特发性息肉样血管病变
  - RAP
  - 近视
  - 年轻患者的特发性新生血管
  - 拟组织胞浆菌病
  - 外伤性脉络膜破裂
  - 激光光凝术的并发症
  - 血管样条纹症
- 罕见原因
  - 脉络膜炎
  - Vogt-Koyanagi-Harada 病(Vogt-Koyanagi-Harada disease, VKH)
  - 脉络膜痣
  - 骨瘤
  - 假性黄斑营养不良
  - Stargardt 病
  - Best 病

框 7.17　儿童 CNV 形成的原因

- 近视
- Stargardt 病
- Best 病
- 炎症
- 脉络膜炎
- VKH
- 拟组织胞浆菌病
- 匍行性脉络膜萎缩
- 特发性
- 外伤性脉络膜破裂
- 激光

框 7.18　视网膜瘢痕的原因

- 晚期黄斑变性
- 糖尿病纤维血管膜
- 激光瘢痕
- 纤维瘢痕
- 脉络膜视网膜炎
- 近视
- 外伤性脉络膜破裂
- 激光光凝术的并发症
- 血管样条纹

非渗出性 CNV

非渗出性 CNV 并不罕见,但无法被 FA 和 OCT 识别,OCTA 首次检测到非渗出性 CNV 的存在。这种新发现的 CNV 在 FA 没有渗漏、在 OCT 无视网膜积液,但 ICGA 可以看到稀疏的新生血管或斑块。它们形成于 RPE 层下,常伴有不规则的 RPE 浅脱离,但无明显的积液,需要进一步研究以了解这些病变的重要性和自然病程。OCTA 是目前唯一可以检测非渗出性 CNV 的方法,对其诊断具有高度敏感性和特异性。

Bailey、Huang 和 Jia 等表示渗出性和非渗出性 CNV 之间的关系尚不清楚,非渗出性 CNV 的意义和自然病程尚不明确, 因此不能确定一者是否为另一者的前身,或者二者是否为两种独立的疾病(框 7.19)。

定位:非渗出性 CNV 在 RPE 层浅脱离下方形成, 通常在隆起的 RPE 层和 Bruch 膜之间(框 7.20),可能是 1 型 CNV 的不同亚型。

框 7.19　渗出性和非渗出性 CNV

- 非渗出性:静止或低活动性
- 非渗出性:长期或短期缓解
- 渗出性:活动性
- 持续渗出:活动性、难治

框 7.20　非渗出性 CNV 的检测

- 外层视网膜和 Bruch 膜之间的剖片

病因学(框 7.21)

临床特征：非渗出性 CNV 在 RPE 层浅脱离下方形成，慢性 CSC 或血管性 AMD 患者经常在黄斑处出现玻璃膜疣和色素沉积，并且在 OCT 中没有黄斑积液。

FA 特征：无渗漏强荧光。

ICGA 特征：一般在早期可见滋养血管及其分支，晚期可见具有边界清晰的斑块。

OCT 特征：通常可见不规则或波浪状的 RPE 扁平隆起，不伴积液。

OCTA 特征：通常表现为分支较少的低密度毛细血管，存在一些血管环，血管粗而迂曲，呈缠绕的网状或细丝状。

反复再生和治疗后的 CNV 出现动脉化，表现为血管更粗、更直，较细的毛细血管退化。动脉化 CNV 在 FA 中很少或没有渗漏，提示非渗出性 CNV 有时可能是治疗的结果。

非渗出性 CNV 最初总是出现在 RPE 下，未达无血管区，随后可能扩散到外层视网膜的无血管区。

尺寸：大多数非渗出性 CNV 是大血管，伴有很少甚至没有毛细血管，新生血管网可能很大。

形态：分支具有不同的形态，常为缠绕的长细丝状，毛细血管稀少。形态大多不规则，20%呈圆形。毛细血管通常稀疏，主干血管可能很粗。

框 7.21　非渗出性 CNV 见于以下情况

- 肥厚性脉络膜病变
- 非渗出性 AMD、混合性 AMD
- 渗出性 CNV 治疗后缓解形成、1 型渗出性 AMD 治疗后缓解形成
- 治疗后动脉化 CNV
- 纤维化瘢痕中的残留血管
- 渗出性 CNV 的前驱期
- 非渗出性的独立临床疾病

周围暗晕:CNV 周围没有暗晕,这可能是由于脉络膜毛细血管形态改变较小、血流屏障较好或血流改变较小(图 7.13 至图 7.15)。

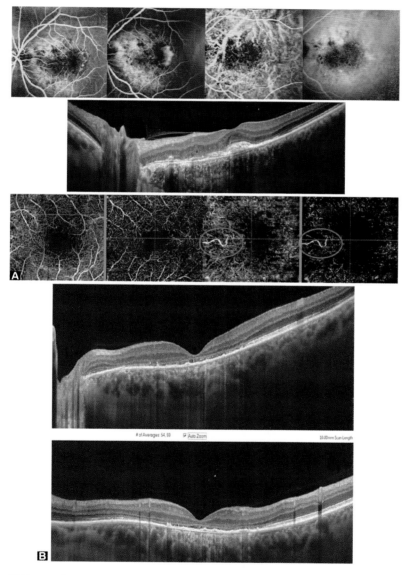

图 7.13　慢性 CSC 中的非渗出性 CNV。(A)FA 显示少量渗漏;ICGA 没有显示明显的血管;OCT 可以看到不规则波浪状 RPE 扁平隆起不伴积液;OCTA 显示 CNV 呈长细丝状,毛细血管密度很低、分支很少、不伴血管环,主干血管粗、迂曲和呈细丝状,CNV 周围没有暗晕。(B)OCT 特征为不规则或波浪状的 PRE 扁平隆起,无积液。(待续)

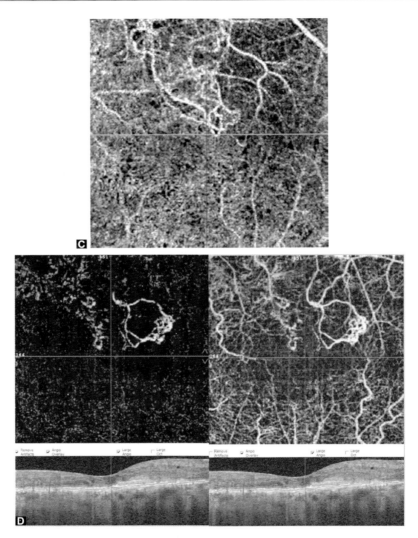

图 7.13(续)   (C)OCTA 显示 CNV 呈长细丝状,形成密度非常低的毛细血管单环,分支罕见并且没有树枝状结构。(D)血管很粗、迂曲和呈细丝状,CNV 周围有一条滋养血管,没有暗晕。图 D 的右图示 CNV 被来自浅层血管网的投射伪影包围,左图示光视 Optovue 软件消除了投射伪影。(Optovue AngioVue)

演变:这些病变的演变似乎非常缓慢

2 年内,这些病变表现出一些轻微的形态变化和轻微扩大,视力不变,也没有积液。有些未经治疗的病例 1 年或 1 年以上未观察到任何变化。

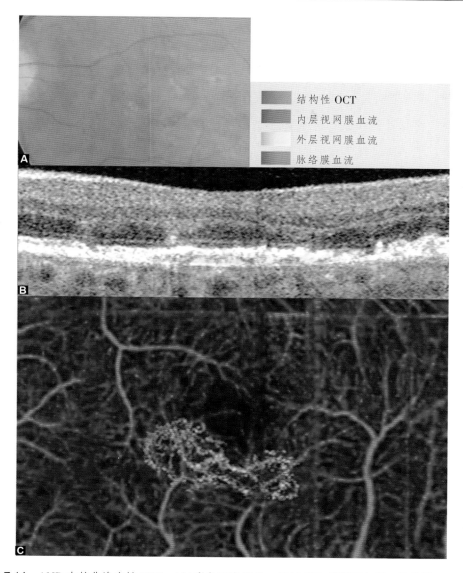

图 7.14　AMD 中的非渗出性 CNV。(A)彩色眼底照片。(B)OCTA 横断面扫描。结构性 OCT 呈灰色,内层视网膜血流呈红色,外层视网膜血流呈黄色。可见外层视网膜血流,不规则波浪状 RPE 扁平隆起,无积液。(C)OCTA 显示密度非常低的毛细血管和分支较少的缠绕状 CNV,血管粗而迂曲。(Courtesy: Steve Bailey, Yali Jia, David Huang, Casey eye Institute, Portland USA.)

结论

P. Rosenfeld 认为,OCTA 能够在 AMD 眼中提供非侵入性、快速、详细和深度

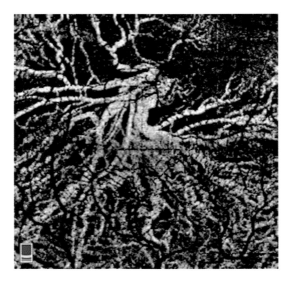

图 7.15　血管少且粗的纤维性瘢痕:经过较长时间变化,不管是否治疗都会出现纤维性瘢痕。瘢痕内可存在一些大血管,这些血管粗而直,血流不规则,没有细毛细血管或细血管环。(Optovue AngioVue,投射伪影消除)

分层的非渗出性 CNV 病变检测,提示需要新的分类系统。有必要长期研究大量病例,以更好地了解自然病程并对其进行分类。

　　Bailey、Jia 和 Huang 等得出结论:真正实用的方法将是随着时间的推移进行观察,了解非渗出性 CNV 的自然转归,这些自然转归可能是长时间处于静止状态、退化或不断波动。

　　一些静止的非渗出性 CNV 可能是渗出性 CNV 的前驱期,也可能是拥有功能性内皮细胞连接的更成熟的血管,或者是独立于渗出性 CNV 的临床疾病。

　　只有认识到非渗出性 CNV 的特征并用于预测其发展时,该技术才能有助于辅助预后和治疗。需要进一步的纵向研究来明确构成高风险特征的因素。这些研究还可以阐明其他问题,例如抗血管内皮生长因子(anti-vascular endothelial growth factor,抗 VEGF)对对侧眼非渗出性 CNV 的影响。

CNV 的处理

渗出性 CNV 的处理

　　目前对 CNV 的治疗主要是抗 VEGF:贝伐单抗、雷珠单抗和阿柏西普在减少

CNV 活动性和视网膜下积液,减少 PED 和保持多年良好视力等方面效果良好。

治疗应尽早开始,应在症状出现后不久和在 OCT 显示出广泛的结构损伤之前开始。治疗剂量应精准,并密切监测治疗和再治疗效果。治疗–延长治疗的效果通常优于按需给药(pro re nata,PRN)治疗。

实际上,抗 VGEF 治疗的实际疗效不如临床试验结果。

对于经典性渗出性 AMD 的诊断,大多数情况下 OCTA+结构性 OCT 可能足以诊断,但并非适用于所有情况。

抗 VEGF 治疗 CNV 的随访:在 PRN 策略中,即使 OCTA 已经显示了活动征象,但我们更倾向于 Yves Cohen 提出的仅在 OCT 显示渗出时进行治疗(流程图 7.1)。

非渗出性 CNV 的处理

非渗出性 CNV 的进展似乎非常缓慢,在 2 年内仅显示轻微的形态变化和很小的扩大,不伴视力下降和积液,无须治疗,密切随访即可。对于 AMD、肥厚性脉络膜病变、CSC、假单胞样变性和视网膜下积液中的非渗出性 CNV,OCTA 优于传

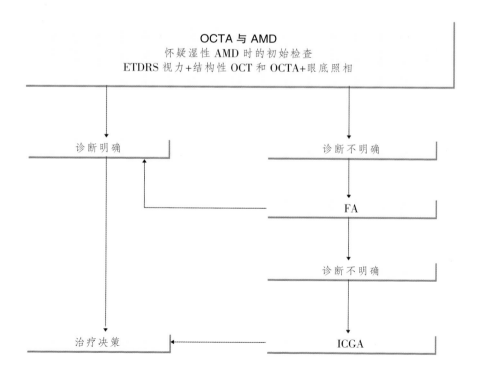

流程图 7.1　流程图显示 OCTA 和 AMD 的处理。(Courtesy: Yves Salomon Cohen)

统的多种成像方法。

目前,建议采用多次的 OCTA 和 OCT 检查对非渗出性 CNV 进行规律、密切的随访,以监测其进展。一些病例在不治疗的情况下随访至少 1 年,未观察到任何变化。

(黄锦海　译)

推荐阅读

1. Carnevali A, Cicinelli MV, Capuano V, Corvi F, Mazzaferro A, Querques L, et al. Optical coherence tomography angiography: a useful tool for diagnosis of treatment-naïve quiescent choroidal neovascularization. Am J Ophthalmol. 2016;169:189-98.

2. Freund KB, Ho IV, Barbazzetto IA, Koizumi H, Laud K, Ferrara D, et al. Type 3 neovascularization: the expanded spectrum of retinal angiomatous proliferation. Retina. 2008;28:201–11.

3. Gao SS, Jia Y, Zhang M, Su JP, Liu G, Hwang TS, et al. Optical coherence tomography angiography. Invest Ophthalmol Vis Sci. 2016;57:27-36.

4. Jackson TL, Danis RP, Goldbaum M, Slakter JS, Shusterman EM, O'Shaughnessy DJ, et al. Retinal vascular abnormalities in neovascular age-related macular degeneration. Retina. 2014;34:568-75.

5. Jia Y, Bailey ST, Wilson DJ, Tan O, Klein ML, Flaxel CJ, et al. Quantitative optical coherence tomography angiography of choroidal neovascularization in age-related macular degeneration. Ophthalmology. 2014;121:1435-44.

6. Kiang L, Bailey ST, Jia Y, Huang D. Optical coherence tomography angiography of non-exudative choroidal neovascularization. Yan Ke Xue Bao. 2016;31(4):243-5.

7. Kuehlewein L, Dansingani KK, de Carlo TE, Bonini Filho MA, Iafe NA, Lenis TL, et al. Optical coherence tomography angiography of type 3 neovascularization secondary to age-related macular degeneration. Retina. 2015;35(11):2229-35.

8. Kuehlewein L, Sadda SR, Sarraf D. OCT angiography and sequential quantitative analysis of type 2 neovascularization after ranibizumab therapy. Eye (Lond). 2015;29(7):932-5.

9. Lumbroso B, Rispoli M, Savastano MC. Longitudinal optical coherence tomography-angiography study of type 2 naive choroidal neovascularization early response after treatment. Retina. 2015;35(11):2242-51.

10. Mastropasqua R, Di Antonio L, Di Staso S, Agnifili L, Di Gregorio A, Ciancaglini M, et al. Optical coherence tomography angiography in retinal vascular diseases and choroidal neovascularization. J Ophthalmol. 2015;2015:343515.

11. Nehemy MB, Brocchi DN, Veloso CE. Optical coherence tomography angiography imaging of quiescent choroidal neovascularization in age-related macular degeneration. Ophthalmic Surg Lasers Imaging Retina. 2015;46:1056-7.

12. Palejwala NV, Jia Y, Gao SS, Liu L, Flaxel CJ, Hwang TS, et al. Detection of nonexudative choroidal neovascularization in age-related macular degeneration with optical coherence tomography angiography. Retina. 2015;35:2204-11.

13. Querques G, Souied EH, Freund KB. How has high-resolution multimodal imaging refined our understanding of the vasogenic process in type 3 neovascularization? Retina. 2015;25:603-13.

14. Querques G, Souied EH. Vascularized drusen: slowly progressive type 1 neovascularization mimicking drusenoid retinal pigment epithelium elevation. Retina. 2015;35:2433-9.

15. Querques G, Srour M, Massamba N, Georges A, Ben Moussa N, Rafaeli O, et al. Functional characterization and multimodal imaging of treatment naive "quiescent" choroidal neovascularization. Invest Ophthalmol Vis Sci. 2013;54:6886-92.

16. Roisman L, Zhang Q, Wang RK, Gregori G, Zhang A, Chen CL, et al.. Optical coherence tomography angiography of asymptomatic neovascularization in intermediate age-related macular degeneration. Ophthalmology. 2016;123(6):1309-19.

17. Spaide RF, Fujimoto JG, Waheed NK. Image artifacts in optical coherence tomography angiography. Retina 2015;35:2163-809.

18. Spaide RF. Optical coherence tomography angiography signs of vascular abnormalization with antiangiogenic therapy for choroidal neovascularization. Am J Ophthalmol. 2015;160(1):6-16.

19. Yannuzzi LA, Freund KB, Takahashi BS. Review of retinal angiomatous proliferation or type 3 neovascularization. Retina. 2008;28:375-84.

20. Yannuzzi LA, Negrao S, Iida T, Carvalho C, Rodriguez-Coleman H, Slakter J, et al. Retinal angiomatous proliferation in age-related macular degeneration. Retina. 2001;21:416-34.

21. Zhang M, Hwang TS, Campbell JP, Bailey ST, Wilson DJ, Huang D, et al. Projection resolved optical coherence tomographic angiography. Biomed Opt Express. 2016;7:816-28.

22. Zheng F, Roisman L, Schaal KB, Miller AR, Robbins G, Gregori G, et al. Artifactual flow signals within drusen detected by OCT angiography. Ophthalmic Surg Lasers Imaging Retina. 2016;47:517-22.

第 **8** 章

渗出性脉络膜新生血管的治疗监测

Bruno Lumbroso,*Marco Rispoli*

引言

OCTA 有助于了解、量化和追踪新生血管以及周边暗晕随治疗或不治疗的变化。CNV 的治疗应该尽早，从症状出现后不久并在广泛的结构损害之前就应开始。应对患者进行精确剂量的治疗,并密切监测治疗与再治疗的过程。目前通过抗 VEGF 治疗渗出性 CNV,多年来贝伐单抗、雷珠单抗和阿柏西普等在减少 CNV 活动症状和视网膜下积液方面取得了良好成效,并且可以多年保持良好的视力。实际上,治疗–延长治疗的效果似乎比 PRN 更好,抗 VGEF 治疗的实际疗效略低于临床试验数据。

治疗后的即刻变化

血管改变在注射后会立即出现。注射后 24 小时,血管网立刻减少,毛细血管碎片化,血流立即中断。IVT 后,二级分支和大部分环路立即消失,这可能是由于流速较慢或脉动血流导致循环不可见,或由于毛细血管暂时性闭合。中央分支始终可见,暗晕似乎没有变化。

注射后第 7~15 天起直到第 10~15 天, 二级分支结构以及大多数环路继续缓慢减少,暗晕的尺寸明显减小;注射后第 20~25 天,一些分支重新出现。

4 周后

注射后第 30~50 天,主血管再次显现,似乎就是原来的主血管,但更粗、缠绕更少且流速更快, 流量的增加重塑了血管壁并导致组织学变化和血管动脉化,而且血管表面积较原先略小。出现新分支,原先存在的细分支再生且直径增加。在首次再生时,新生血管膜表面积变小,分支和环路变少,血管变少、变粗和变直。后续的治疗导致血流量增加、血管主干增粗和血管进一步动脉化(图 8.1 至图 8.8)。

成熟化

6 个月后成熟的框架血管开始清晰显现

每次新注射后血管仍在变化,可以继续减少,有时会消失。小毛细血管继续按照 60 天的周期消失和再现,周边吻合支是最早消失的小毛细血管。每次治疗后,相同的主支血管似乎再次出现,伴随血流增加和分支密度降低,某些主分支似乎受治疗的影响较小。

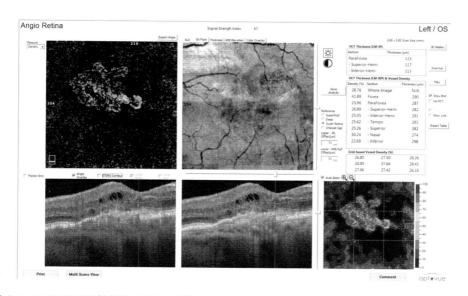

图 8.1　2 型 CNV 注射前的 OCTA 基线扫描。左上为 en face 图像,CNV 显示密集的毛细血管网和外周血管拱环。左下为 B 扫描图像,中列为 en face 和 B 扫描图像,两个断层扫描都突显了囊样水肿腔。右列为血流密度图,CNV 周围有大的暗晕。(Optovue AngioVue)

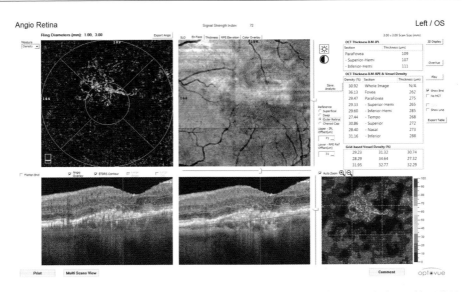

图 8.2　注射后 24 小时:新生血管消退。左上为 en face 图像,血管网急剧变小,血管环数量减少,血流的变化呈现出"碎片化"的中断外观。较细的血管分支消失,来自滋养血管或滋养血管束的大血管存活,二级分支则非常不明显。左下为 B 扫描图像,中列为 en face 和 B 扫描图像,右列为血流密度图,暗晕尺寸进一步减小。(Optovue AngioVue)

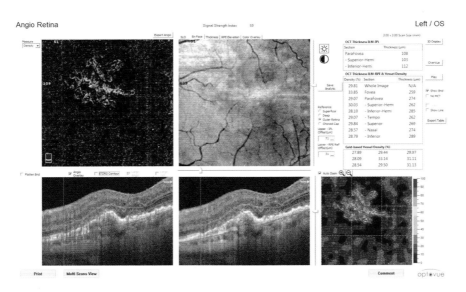

图 8.3　注射后 7~15 天,新生血管消退。左上为 en face 图像,毛细血管密度继续降低并持续到第 10~15 天,毛细血管继续减少并消失。左下为 B 扫描图像,中列为 en face 和 B 扫描图像,右列为血流密度图与暗晕。(Optovue AngioVue)

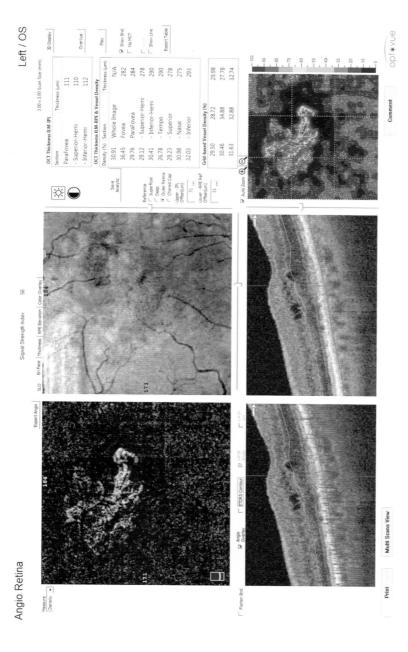

图 8.4　注射后 20~25 天，新生血管再生。左上为 en face 图像，在第 20 天左右，一些较大的血管逐渐再生；分支只有少数再生，并且分支比治疗前更粗，血流更大。再生的血管比治疗前缠绕更少，更直和更粗。左下为 B 扫描图像，中列为 en face 和 B 扫描图像。右列为血流密度图与暗晕。(Optovue AngioVue)

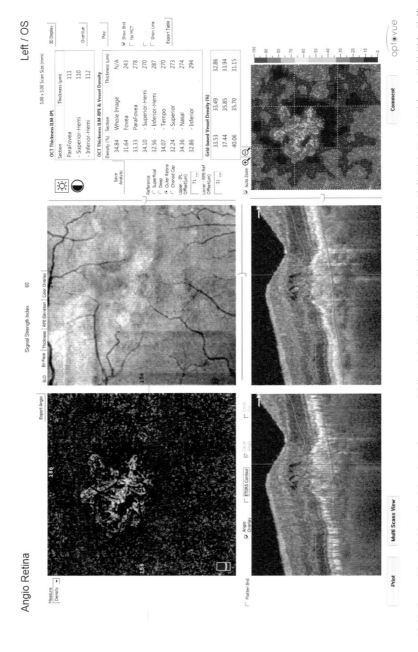

图 8.5 注射后 3~4 周，更大的血管再生。左上为 en face 图像，再生的血管遵循初始路线，但更粗，缠绕更少且血流更大。血流的增加及其对血管壁的高速冲击导致血管动脉化。左下为 B 扫描图像，中列为 en face 和 B 扫描图像。右列为血流密度图与暗晕。（Optovue AngioVue）

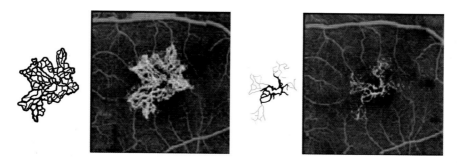

图 8.6　早期变化 1：CNV 治疗前的初始血管网以及治疗后 15 天的血管网。增生的毛细血管被描记为红色。（Courtesy: Yali Jia and David Huang Optovue AngioVue.）

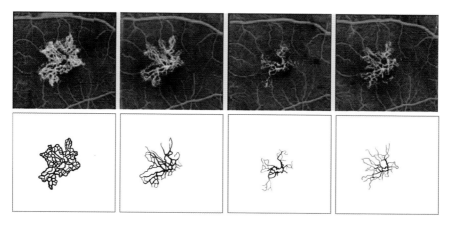

图 8.7　早期变化 2：CNV 血管网。治疗前 24 小时、治疗后 24 小时、治疗后 15 天和治疗后 30 天。增生的毛细血管被描记为红色。（Courtesy: Yali Jia and David Huang Optovue AngioVue.）

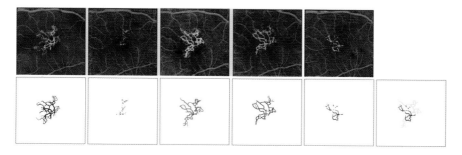

图 8.8　晚期变化。第 6 次治疗前、治疗后 24 小时、治疗后 15 天和治疗后 30 天的 CNV 血管网。成熟的动脉化毛细血管被描记为红色，显示为增加的血流，呈动脉化且整体表面积更小。（Courtesy: Yali Jia and David Huang Optovue AngioVue.）

治疗前的血管模式较复杂,治疗后图像简化、缠绕变少。6 个月后开始成熟化,出现框架血管:血管不再缠绕,显得较粗,比初始血管更直,表现为动脉化或成熟化的血管(图 8.9,框 8.1 至框 8.3)。

1 年后的成熟化是永久性的

框架血管似乎是稳定的,即使在新的注射后也没有变化。小毛细血管密度永久性降低。经过 6 个月后图像复杂度降低,1 年后呈现永久性的动脉化或成熟化。

多次注射后的长期演变

Spaide 描述了经过长时间的演变(50 次或更多次的抗 VEGF 注射),在纤维瘢痕内可以观察到一些粗而直、血流不规则的大血管,没有细的毛细血管或细环。

再生

在长期演变期间,在两年或更长的时间里监测 CNV 变化,观察到两种不同的再生类型:①治疗后正常、循环的周期性再生;②与治疗无关的急性非周期性再生

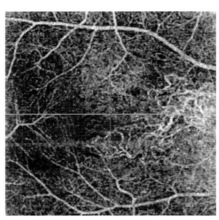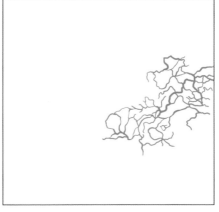

图 8.9　晚期改变:成熟或动脉化。经过多次治疗(12~18 个月的抗 VEGF 注射),再生血管显示血流增加、成熟或动脉化,整体面积减小。一些残留的血管对应于曾经消失的血管,尤其是近期消失的血管。出现新的血管分支或之前存在的细分支的直径增加。成熟的血管缠绕较少、更直、更明显。Spaide 将它们比喻为盆景树,通过对小树枝进行重复修剪和打薄,从而让树干扩大。(Optovue AngioVue)

框 8.1　CNV 治疗后的变化

早期变化：

- 注射后 24 小时：立即退化
  - 血管网碎片化
  - 二级分支和大多数血管环消失
  - 滋养主干或中央分支仍然可见
  - 暗晕不变
- 7~15 天：退化最大化
  - 暗晕尺寸明显减小
- 20~25 天：一些较大的血管再生
  - 缠绕度降低
  - 更直
  - 更粗
- 30~40 天：更多大型血管再生
  - 沿初始路线分布
  - 更粗、缠绕更少、血流更快
  - 动脉化
- 40~50 天：CNV 再生
  - 血流增加
  - 主干直径增加
  - 成熟化

框 8.2　CNV 和暗晕的长期演变

- 经过 50 次或更多次的注射
  - 纤维血管瘢痕
  - 大血管，粗而直，经常分段
  - 不规则血流
- 没有细毛细血管或细环
  - CNV 背后和周围的圆形暗晕

框 8.3　CNV 的成熟化

- 6 个月后主血管动脉化
  - 出现框架血管
  - 与初始的 CNV 相比,更粗、更直
- 1 年后成熟化表现呈永久性
  - 框架血管恒定,即使在新的注射后也没有变化
  - 小毛细血管密度永久降低
  - 每次治疗后,相同的主血管似乎再生且伴随血流增加和分支减少。一些主分支似乎较少受到治疗的影响。模式复杂
  - 6 个月后图像复杂度降低
  - 1 年后成熟化

(框 8.4)。

治疗后正常、循环的周期性再生

在 1 型、2 型和 4 型 CNV 治疗后,观察到正常的周期性再生,周期为 IVT 后 50~60 天。在首次注射之前以及在再生之间,观察到围绕 CNV 约 $50\mu m$ 宽的暗晕区域。

框 8.4　两种不同的再生

- 治疗后正常的周期性再生
  - IVT 后 50~60 天的周期,周期很规律,差异为 10~20 天
  - 暗区宽约 $50\mu m$
  - 注射后 50~60 天完全再生
  - 整体特征:
  - 再生形态的基本模式总是相同
  - 相同的主血管,血流增加,分支减少
  - 治疗后的缠绕模式相对简单
- 急性非周期性再生
  - 独立于治疗而发生,一年 1 次或两次
  - 特点:短枝、花蕾、萌芽、外生
  - 从局部血管环中的一些高密度区发展
  - 可能有特定的位置(顶生、腋生、侧生、不固定)并局限在不同层面(上层或下层)

初始患者的首次治疗会出现最明显的效果,注射后 CNV 面积立即急剧减少。在 IVT 后 24 小时,CNV 密度立即减少,形成缠绕的表现,血管退化的区域显得更暗,并在 10~15 天后退化达到最大化。IVT 后 7 天(效果最大化)一些分支消失,留下非常低密度的暗区,模糊暗晕区的面积和明暗程度也存在波动。

CNV 面积在急剧消退之后缓慢增加,直到第 50~60 天。注射后 30~40 天,一部分较小血管重新开放,高血流凸显了残存的大支血管。完全再生发生在每次抗 VEGF 注射后的 50~60 天。

这种循环很有规律:每个循环之间的变化不超过 10~20 天。治疗后的演变也有例外,即快速性、非反应性,但通常 CNV 面积曲线重复性好,即急剧下降,随之缓慢上升。

再生的前几天,局部的 CNV 密度和血管粗细增加。再生的血管大部分来自局部 CNV 血管环中的一些高密度血管区,伴随着高亮血管信号,暗晕的面积和暗度也随着增加。重复注射后的再生形态显示出各种特征,但基本的模式相同。每次治疗后,相同的主支血管总是再生、血流增加,分支密度降低,并且围绕 CNV 有一个大约 $50\mu m$ 的暗区。一些主干分支受治疗的影响似乎较小。当血管密度降低时,暗晕的面积也减小。治疗之前复杂的血管模式在治疗后变得相对简单(图 8.10 和图 8.11)。

急性非周期性再生,与治疗无关

急性非周期性再生可以表现为短枝、花蕾、萌芽和增生的特征,可能有特定的位置(顶生、腋生、侧生、非固定),并局限在不同的层面(上层或下层)。急性非周期性再生从一些局灶性高密度的 CNV 血管环发生,而正常的周期性再生通常是广泛和整体的,很少局部化。急性非周期性再生独立于治疗发生,每年发生 1 次或两次(图 8.12 和图 8.13,框 8.4)。

纤维性血管瘢痕

纤维性瘢痕内几乎都含有残留血管网。OCT 图像突出显示了视网膜下纤维化组织内有灌注的新生血管网。在纤维瘢痕的内部,新生血管可呈现为枯树图案或缠绕的网络。血流不规则、血管分段,没有明显的毛细结构。纤维性瘢痕表现为新生血管网的周围和后方的一个黑色圆形暗晕,应对其进行评估(图 8.14 至图 8.17,框 8.5)。

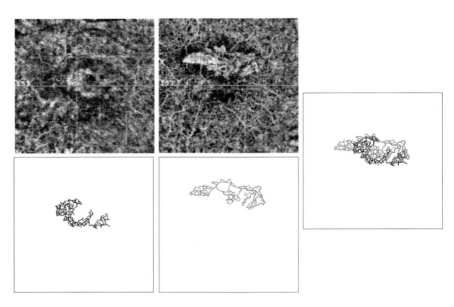

图 8.10　1 型 CNV 治疗后的正常周期性再生。再生周期为抗 VEGF 注射后 50~60 天，每次注射后都是如此，周期非常规律，变化不超过 10~20 天。左图：再生前退化的 CNV；右图：周期性再生。正常的周期性再生通常是广泛和整体的；图中红色为再生期间发展的新毛细血管，在抗 VEGF 注射后 50~60 天可观察到完整的再生。（Optovue AngioVue）

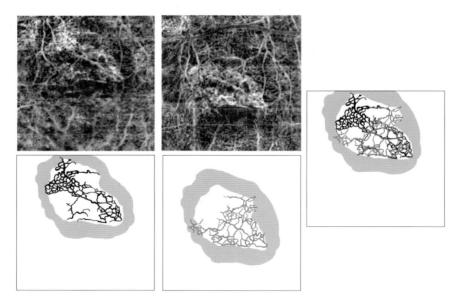

图 8.11　1 型 CNV 治疗后的正常周期性再生。左图：再生前退化的 CNV；右图：周期性再生。正常的周期性再生通常是广泛和整体的；图中红色为再生期间发展的新毛细血管。（Optovue AngioVue）

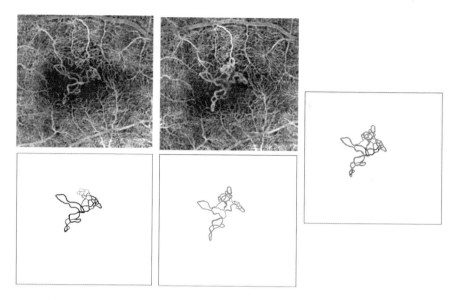

图 8.12　急性非周期性再生。来自 CNV 顶部血管环中的一些局灶性高密度亮点，有特定的位置，本例主要在上方的末端(图中红色)。这些再生一年发生 1~2 次。(Optovue AngioVue)

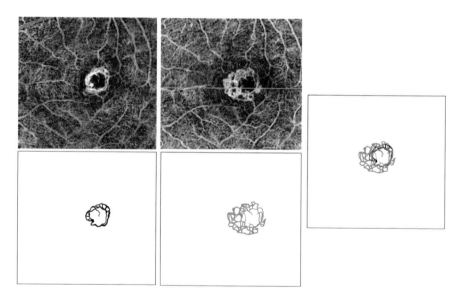

图 8.13　急性非周期性再生。来自 CNV 顶部血管环中的一些局灶性高密度亮点，有特定的位置，本例主要在侧面(图中红色)。这些再生一年发生 1~2 次。(Optovue AngioVue)

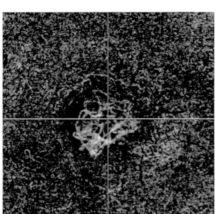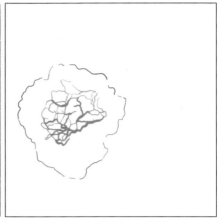

图 8.14　血管化的纤维瘢痕。(Optovue AngioVue)

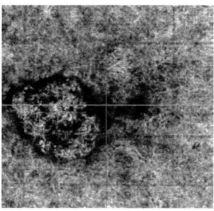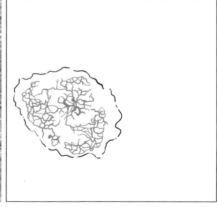

图 8.15　血管化的纤维瘢痕。视网膜下纤维组织内有灌注的新生血管网。纤维瘢痕内的新生血管呈缠绕状态,血流不规则,没有明显的毛细结构,一些血管仍然活跃。新生血管网后和周围可见黑色圆形阴影。(Optovue AngioVue)

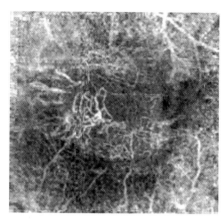 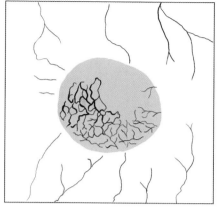

图 8.16 血管化的纤维瘢痕。纤维瘢痕内含有残留的血管网,血流不规则,血管分段,没有明显的毛细结构。新生血管网后和周围可见黑色圆形阴影。(Optovue AngioVue)

CNV 的处理

抗 VEGF 治疗 CNV 的随访:在 PRN 策略中,即使 OCTA 已经观察到活动迹象,但仍更倾向 Yves Cohen 方法,只有在结构性 OCT 显示渗出时才能治疗。

- 对于非渗出性 CNV(包括 AMD、肥厚型脉络膜疾病、CSC、假性卵黄状黄斑变性、视网膜下积液):OCTA 优于传统的多模态成像(如眼底彩照、FA、ICGA)。

- 对于典型性渗出性 AMD 的诊断,OCTA +结构性 OCT 在绝大多数情况下可以满足日常要求,但并非适用于所有情况(见流程图 7.1)。

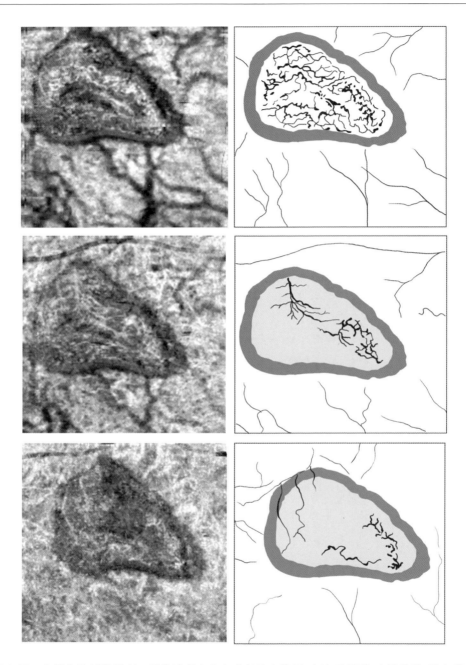

图 8.17　血管化的纤维瘢痕。纤维瘢痕内含有残留的血管网，血流不规则，血管分段，没有明显的毛细结构。新生血管网后和周围可见黑色圆形阴影。OCTA 扫描和手绘示意了治疗后的演变。（Optovue AngioVue）

框 8.5 视网膜血管化瘢痕的原因

- 晚期黄斑变性
- 糖尿病纤维血管膜
- 近视纤维瘢痕
- 脉络膜视网膜炎瘢痕
- 创伤
- 激光瘢痕

（周健 译）

推荐阅读

1. Huang D, Jia Y, Rispoli M, Tan O, Lumbroso B. Optical Coherence Tomography Angiography of Time Course of Choroidal Neovascularization in Response to Anti-Angiogenic Treatment. Retina. 2015;35(11):2260-4.
2. Kuehlewein L, Sadda SR, Sarraf D. OCT angiography and sequential quantitative analysis of type 2 neovascularization after ranibizumab therapy. Eye (Lond). 2015;29:932-5.
3. Lumbroso B, Rispoli M, Savastano MC. Longitudinal optical coherence tomography-angiography study of type 2 naive choroidal neovascularization early response after treatment. Retina. 2015;35:2242-51.
4. Pechauer AD, Jia Y, Liu L, Gao SS, Jiang C, Huang D. Optical Coherence Tomography Angiography of Peripapillary Retinal Blood Flow Response to Hyperoxia. Invest Ophthalmol Vis Sci. 2015;56:3287-91.
5. Spaide RF. Optical Coherence Tomography Angiography Signs of Vascular Abnormalization with Antiangiogenic Therapy for Choroidal Neovascularization. Am J Ophthalmol. 2015;160:6-16.

第 **9** 章

干性年龄相关性黄斑变性的 OCTA

Maria Vittoria Cicinelli, *Eric Souied*, *Francesco Bandello*,
Giuseppe Querques

引言

AMD 是西方国家 50 岁以上成年人视力损害的主要原因。年龄相关性眼病研究小组(age-related eye disease study group,AREDS)根据 CNV 的表现将 AMD 分为两类:干性和渗出性。

干性 AMD 表现为脂褐素、感光细胞碎片和炎症介质在 Bruch 膜和 RPE 层之间沉积(玻璃膜疣)。根据临床表现,干性 AMD 可分为三期:早期、中期和晚期,包括渗出性 AMD 和地图样萎缩(geographic atrophy,GA)(表 9.1)。网状假性玻璃膜疣(reticular pseudodrusen,RPD)是一种附加类型,这类患者在发病初期就可以表

表9.1 AMD 的临床分型

AMD 分型	定义
无老年性改变	无玻璃膜疣,无 AMD 相关的色素异常
正常老年性改变	小点玻璃膜疣(≤63μm),无 AMD 相关的色素异常
早期 AMD	中等大小玻璃膜疣(>63μm 并且<125μm),无 AMD 相关的色素异常
中期 AMD	大玻璃膜疣(>125μm),伴或不伴 AMD 相关的色素异常
晚期 AMD	新生血管性 AMD,伴或不伴 GA

引自:Ferris FL 3rd,Wilkinson CP,Bird A,Chakravarthy U,Chew E,Csaky K,et al. Clinical classification of age-related macular degeneration. Ophthalmology. 2013;120:844–51.

现为更大程度的视功能损伤,更有可能进展为两种晚期类型的 AMD。

近年来, 血管因素已成为 AMD 发病机制中的重要因素。越来越多的证据表明,大多数改变涉及视网膜和脉络膜的细胞结构,特别是脉络膜毛细血管层的改变表现为细胞外基质充满大量的纤维化、浸润的白细胞以及细胞外基质水肿。

传统影像学,包括 FA、ICGA、眼底自发荧光(fundus autofluorescence, FAF)以及 OCT 可用于检测 AMD 患者血管的定量变化。OCT 作为一种无创的成像方法在 AMD 检测方面取得了显著的发展,尤其是增强深度成像 OCT(enhanced depth imaging OCT, EDI-OCT) 显示,AMD 患者总体的脉络膜厚度随年龄增长呈下降趋势,且与玻璃膜疣和 RPD 的程度相关。

OCTA 是一种无造影剂的、高分辨率的新技术,通过检测毛细血管内的红细胞流动来间接显示视网膜和脉络膜的血管。OCTA 扫描后进行图像后期处理可无创地计算早期、中期和晚期 AMD 血管网的范围。本章节的内容主要是描述干性 AMD 患者的 OCTA 特征。

玻璃膜疣

玻璃膜疣是堆积在 Bruch 膜和 RPE 之间的疏水性细胞外物质。玻璃膜疣并不会随机出现,一般位于脉络膜灌注不足的部位,是脉络膜毛细血管功能紊乱的指标。

OCTA 对玻璃膜疣的分析受到一些影响图像质量和可靠性的技术问题的限制。常规的商业化频域 OCT(spectral domain OCT, SD-OCT) 系统的短波长(约 840nm)经过 RPE 层后显著衰减,特别是在 RPE 聚集或玻璃膜疣存在的情况下。此外,基于分光计的 SD-OCT 检测容易发生“敏感性衰减”,因此,它对离系统零延迟较远的视网膜特征的敏感性低于那些离系统零延迟较近的视网膜。扫频源 OCTA(swept-source OCTA, SS-OCTA) 系统的波长较长(约 1050nm),RPE 层对其衰减作用较小,且不使用分光计检测。此外,大视网膜血管的投射伪影也可能被误读为玻璃膜疣内的明显血流。

OCTA 可以发现以玻璃膜疣为特征的患者, 其脉络膜毛细血管中血流衰竭,证实了之前的组织学证据(图 9.1)。解释这一现象的假说包括去相关阈值下的流速减慢(<0.3mm/s)、玻璃膜疣下脉络膜毛细血管实际的血管衰减,或该水平上脉络膜毛细血管直径减小。在中度 AMD 中,视网膜浅层血管网和深层血管网也会发生改变,而早期 AMD 患者则无明显变化。

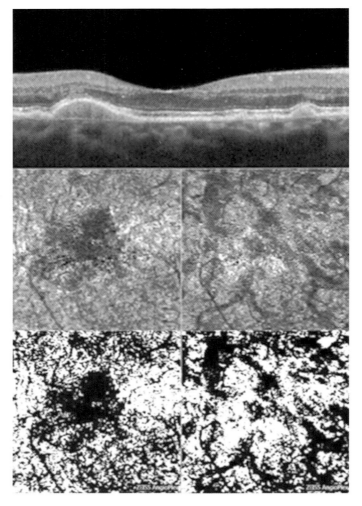

图 9.1　1 例玻璃膜疣患者的多模态影像。上图：结构性 OCT 显示在 RPE 下有许多高反射性沉积物；中图：同一患者的脉络膜毛细血管层、Sattler 和 Haller 层的 OCTA 图像；下图：脉络膜毛细血管层、Sattler 和 Haller 层的 OCTA 平面的数字二进制化显示血管网的缺损。

网状假性玻璃膜疣（RPD）

在对 RPD 患者的尸检分析中发现脉络膜毛细血管闭塞、大脉络膜血管缺失和细胞间基质纤维化。活体 SD-OCT 显示这些患者的脉络膜厚度显著减少，在黄斑中心凹外的象限更为明显，并随年龄增长逐渐变薄。

OCTA 研究进一步证实了在 RPD 病例中脉络膜毛细血管的功能受到损害。近来，Alten 等提出，与正常对照组相比，脉络膜毛细血管水平的血管密度和去相关信号指数（流量指数的替代）显著降低。Nesper 等分析脉络膜毛细血管无灌注比例（percentage of choriocapillaris nonperfusion，PCAN）与视力（visual acuity，VA）的相关性，发现与不同表型的干性 AMD 患者相比，RPD 患者的 PCAN 水平更高、VA 更差。RPD 眼显著的脉络膜毛细血管损害进一步支持了 RPE 细胞中视网膜下玻璃膜疣状沉积（subretinal drusenoid deposits，SDD）可能是外层视网膜缺氧所致这一假说。

我们研究了 RPD、玻璃膜疣和混合型干性 AMD 患者脉络膜各层的血管范围，结果表明，这些患者的血管密度，尤其是脉络膜毛细血管密度明显低于对照组（图 9.2），这些患者的血管与基质的比例（V/S 比值）也低于对照组，从而证实整个脉络膜的血管密度均相对降低，包括基质成分处，而不仅仅是在脉络膜毛细血管处。

地图样萎缩

几项有关治疗和预防 GA 的试验正在开展，为了进一步深入了解其发病机制，我们运用 OCTA 对 GA 的特征进行了大量的研究。

初期的地图样萎缩（nascent geographic atrophy，nGA）和玻璃膜疣相关的地图样萎缩（drusen-associated geographic atrophy，DAGA）被认为是发展为弥漫性 GA 的前兆。SS-OCTA 证实这些病变发生了弥漫性脉络膜毛细血管血流损伤，提示原发性脉络膜毛细血管损伤在 GA 的发展中发挥作用，尤其可以明确初步损伤的部位。nGA 和 DAGA 的特征还包括视网膜浅层血管网减少，伴有视网膜内层和外层变薄，提示损伤并不局限于视网膜外层。

OCTA 分析发现，弥漫性 GA 患者不仅光感受器和 RPE 受累，而且中心凹血供也受累。和与年龄相匹配的对照组相比，GA 患者的 FAZ 较大，即使 FAZ 与整个 GA 区域面积不相关。可以预见的是，萎缩区的脉络膜毛细血管显著减少，在萎缩区周围的交界区（即保留 RPE 的区域）脉络膜毛细血管也受到损害（图 9.3），GA 的整体脉络膜厚度在病变边缘以外显著减少也支持了这一观点。最近的一项分析发现，OCTA 显示脉络膜大血管层无灌注或低灌注的血管分支在传统的 B 扫描 OCT 上呈圆形低反射灶。

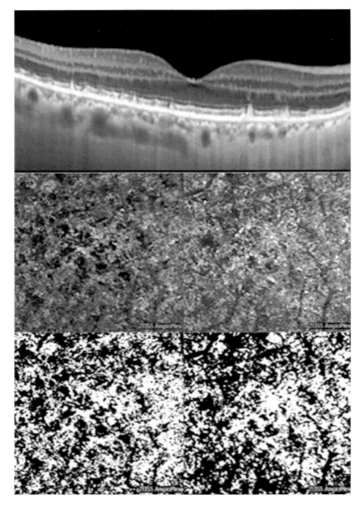

图 9.2　1 例 RPD 患者的多模态影像。上图：结构性 OCT 显示 RPE 内有许多高反射性沉积物；中图：同一患者的脉络膜毛细血管层、Sattler 和 Haller 层的 OCTA 图像；下图：脉络膜毛细血管层、Sattler 和 Haller 层的 OCTA 平面的数字二进制化显示血管层稀疏。

预后征象

　　随着诊断影像学的进步，筛选高危的中期向晚期发展的 AMD 人群的研究日益重要，可能对选择治疗和预后方面均有指导意义。一些研究揭示了 OCTA 在无创地鉴别干性 AMD 而治疗静止性 CNV 中的重要作用。基于此，需要建立一个新

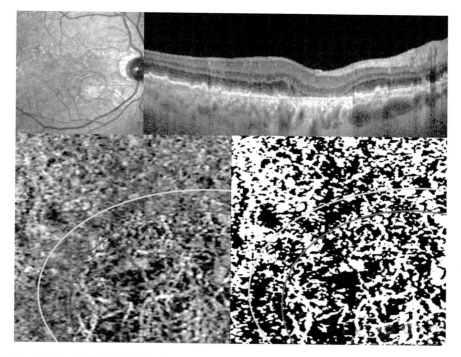

图 9.3　1 例 GA 患者的多模态影像。上图:OCT 显示中央区视网膜萎缩伴黄斑中心凹下散射;左下图:同一患者的脉络膜毛细血管层的 OCTA 图像;右下图:OCTA 平面的数字二进制化显示萎缩边缘的脉络膜毛细血管缺少。

的中期 AMD 的分类系统来区分新生血管和非新生血管。

结论

OCTA 是一种新的影像学手段, 可以无创地进行非新生血管性 AMD 的微血管系统的形态化和量化。已有研究表明,在该病的早期阶段,脉络膜层的厚度仍可正常,但其组成成分已发生显著变化,表现为以血管网上的基质组织为主。经量化后,与更深的脉络膜层(Sattler 层和 Haller 层)相比,该趋势在脉络膜毛细血管更明显。OCTA 可以为非新生血管性 AMD 的脉络膜病理生理机制提供更深入的认识,并可能在个体化治疗中预测该疾病的自然进展。对组织病理学基质的活体无创检测和对该病最初症状的病因阐述将为进一步明确治疗方案奠定基础。

(沈丽君　译)

参考文献

1. Klein R, Klein BE, Linton KL. Prevalence of age-related maculopathy. The Beaver Dam Eye Study. Ophthalmology. 1992;99:933-43.
2. Davis MD, Gangnon RE, Lee LY, Hubbard LD, Klein BE, Klein R, et al. The Age-Related Eye Disease Study severity scale for age-related macular degeneration: AREDS Report No. 17. Arch Ophthalmol. 2005;123:1484-98.
3. Ferris FL 3rd, Wilkinson CP, Bird A, Chakravarthy U, Chew E, Csaky K, et al. Clinical classification of age-related macular degeneration. Ophthalmology. 2013;120:844-51.
4. Arnold JJ, Sarks SH, Killingsworth MC, Sarks JP. Reticular pseudodrusen. A risk factor in age-related maculopathy. Retina. 1995;15:183-91.
5. Zweifel SA, Imamura Y, Spaide TC, Fujiwara T, Spaide RF. Prevalence and significance of subretinal drusenoid deposits (reticular pseudodrusen) in age-related macular degeneration. Ophthalmology. 2010;117:1775-81.
6. Querques G, Massamba N, Srour M, Boulanger E, Georges A, Souied EH. Impact of reticular pseudodrusen on macular function. Retina. 2014;34:321-9.
7. Biesemeier A, Taubitz T, Julien S, Yoeruek E, Schraermeyer U. Choriocapillaris breakdown precedes retinal degeneration in age-related macular degeneration. Neurobiol Aging. 2014;35:2562-73.
8. McLeod DS, Grebe R, Bhutto I, Merges C, Baba T, Lutty GA. Relationship between RPE and choriocapillaris in age-related macular degeneration. Invest Ophthalmol Vis Sci. 2009;50:4982-91.
9. Pauleikhoff D, Spital G, Radermacher M, Brumm GA, Lommatzsch A, Bird AC. A fluorescein and indocyanine green angiographic study of choriocapillaris in age-related macular disease. Arch Ophthalmol. 1999;117:1353-8.
10. Arnold JJ, Quaranta M, Soubrane G, Sarks SH, Coscas G. Indocyanine green angiography of drusen. Am J Ophthalmol. 1997;124:344-56.
11. Gliem M, Müller PL, Finger RP, McGuinness MB, Holz FG, Charbel Issa P. Quantitative Fundus Autofluorescence in Early and Intermediate Age-Related Macular Degeneration. JAMA Ophthalmol. 2016;134:817-24.
12. Manjunath V, Goren J, Fujimoto JG, Duker JS. Analysis of choroidal thickness in age-related macular degeneration using spectral-domain optical coherence tomography. Am J Ophthalmol. 2011;152:663-8.
13. Spaide RF, Koizumi H, Pozzoni MC. Enhanced depth imaging spectral-domain optical coherence tomography. Am J Ophthalmol. 2008;146:496-500.
14. Mullins RF, Johnson MN, Faidley EA, Skeie JM, Huang J. Choriocapillaris vascular dropout related to density of drusen in human eyes with early age-related macular degeneration. Invest Ophthalmol Vis Sci. 2011;52:1606-12.
15. Spaide RF, Klancnik JM Jr, Cooney MJ. Retinal vascular layers imaged by fluorescein angiography and optical coherence tomography angiography. JAMA Ophthalmol. 2015;133:45-50.
16. Savastano MC, Lumbroso B, Rispoli M. In vivo characterization of retinal vascularization morphology using optical coherence tomography angiography. Retina. 2015;35:2196-203.
17. Corvi F, Souied EH, Capuano V, Costanzo E, Benatti L, Querques L, et al. Choroidal structure in eyes with drusen and reticular pseudodrusen determined by binarisation of optical coherence tomographic images. Br J

Ophthalmol. 2016 May 17. pii: bjophthalmol-2016-308548.

18. Battaglia Parodi M, Cicinelli MV, Rabiolo A, Pierro L, Gagliardi M, Bolognesi G, et al. Vessel density analysis in patients with retinitis pigmentosa by means of optical coherence tomography angiography. Br J Ophthalmol. 2016 Jun 24. pii: bjophthalmol-2016-308925.

19. Sonoda S, Sakamoto T, Yamashita T, Shirasawa M, Uchino E, Terasaki H, et al. Choroidal structure in normal eyes and after photodynamic therapy determined by binarization of optical coherence tomographic images. Invest Ophthalmol Vis Sci. 2014;55:3893-9.

20. Lengyel I, Tufail A, Hosaini HA, Luthert P, Bird AC, Jeffery G. Association of drusen deposition with choroidal intercapillary pillars in the aging human eye. Invest Ophthalmol Vis Sci. 2004;45:2886-92.

21. Lane M, Moult EM, Novais EA, Louzada RN, Cole ED, Lee B, et al. Visualizing the Choriocapillaris Under Drusen: Comparing 1050-nm Swept-Source Versus 840-nm Spectral-Domain Optical Coherence Tomography Angiography. Invest Ophthalmol Vis Sci. 2016;57:585-90.

22. Zheng F, Roisman L, Schaal KB, Miller AR, Robbins G, Gregori G, et al. Artifactual Flow Signals within Drusen Detected by OCT Angiography. Ophthalmic Surg Lasers Imaging Retina. 2016;47:517-22.

23. Toto L, Borrelli E, Di Antonio L, Carpineto P, Mastropasqua R. Retinal vascular plexuses' changes in dry age-related macular degeneration, evaluated by means of optical coherence tomography angiography. Retina. 2016;36:1566-72.

24. Querques G, Querques L, Forte R, Massamba N, Coscas F, Souied EH. Choroidal changes associated with reticular pseudodrusen. Invest Ophthalmol Vis Sci. 2012;53:1258-63.

25. Ueda-Arakawa N, Ooto S, Ellabban AA. Macular choroidal thickness and volume of eyes with reticular pseudodrusen using swept-source optical coherence tomography. Am J Ophthalmol. 2014;157:994-1004.

26. Grewal DS, Chou J, Rollins SD, Fawzi AA. A pilot quantitative study of topographic correlation between reticular pseudodrusen and the choroidal vasculature using en face optical coherence tomography. PLoS One. 2014;9:e92841.

27. Alten F, Heiduschka P, Clemens CR, Eter N. Exploring choriocapillaris under reticular pseudodrusen using OCT-Angiography. Graefes Arch Clin Exp Ophthalmol. 2016;254:2165-2173.

28. Nesper PL, Soetikno BT, Fawzi AA. Choriocapillaris Nonperfusion is Associated with Poor Visual Acuity in Eyes with Reticular Pseudodrusen. Am J Ophthalmol. 2016;174:42-55.

29. Querques G, Capuano V, Frascio P, Zweifel S, Georges A, Souied EH. Wedge-shaped subretinal hyporeflectivity in geographic atrophy. Retina. 2015;35:1735-42.

30. Wu Z, Luu CD, Ayton LN, Goh JK, Lucci LM, Hubbard WC, et al. Optical coherence tomography-defined changes preceding the development of drusen-associated atrophy in age-related macular degeneration. Ophthalmology. 2014;121:2415-22.

31. Moult EM, Waheed NK, Novais EA, Choi W, Lee B, Ploner SB, et al. Swept-source optical coherence tomography angiography reveals choriocapillaris alterations in eyes with nascent geographic atrophy and drusen-associated geographic atrophy. Retina. 2016;36 Suppl 1:S2-S11. doi: 10.1097/IAE.0000000000001287.

32. Toto L, Borrelli E, Mastropasqua R, Di Antonio L, Doronzo E, Carpineto P, et al. Association between outer retinal alterations and microvascular changes in intermediate stage age-related macular degeneration: an optical coherence tomography angiography study. Br J Ophthalmol. 2016. pii: bjophthalmol-2016-309160.

33. Kvanta A, Casselholm de Salles M, Amrén U, Bartuma H. Optical coherence

tomography angiography of the foveal microvasculature in geographic atrophy. Retina. 2016 Aug 16. [Epub ahead of print].

34. Moult E, Choi W, Waheed NK, Adhi M, Lee B, Lu CD, et al. Ultrahigh-speed swept-source OCT angiography in exudative AMD. Ophthalmic Surg Lasers Imaging Retina. 2014;45:496-505.

35. Choi W, Moult EM, Waheed NK, Adhi M, Lee B, Lu CD, et al. Ultrahigh-Speed, Swept-Source Optical Coherence Tomography Angiography in Nonexudative Age-Related Macular Degeneration with Geographic Atrophy. Ophthalmology. 2015;122:2532-44.

36. Lindner M, Bezatis A, Czauderna J, Becker E, Brinkmann CK, Schmitz-Valckenberg S, et al. Choroidal thickness in geographic atrophy secondary to age-related macular degeneration. Invest Ophthalmol Vis Sci. 2015;56:875-82.

37. Corbelli E, Sacconi R, De Vitis LA, Carnevali A, Rabiolo A, Querques L, et al. Choroidal Round Hyporeflectivities in Geographic Atrophy. PLoS One. 2016;11:e0166968.

38. Querques G, Srour M, Massamba N, Georges A, Ben Moussa N, Rafaeli O, et al. Functional characterization and multimodal imaging of treatment-naive "quiescent" choroidal neovascularization. Invest Ophthalmol Vis Sci. 2013;54:6886-92.

39. Palejwala NV, Jia Y, Gao SS, Liu L, Flaxel CJ, Hwang TS, et al. Detection of nonexudative choroidal neovascularization in age-related macular degeneration with optical coherence tomography angiography. Retina. 2015;35:2204-11.

40. Roisman L, Zhang Q, Wang RK, Gregori G, Zhang A, Chen CL, et al. Optical Coherence Tomography Angiography of Asymptomatic Neovascularization in Intermediate Age-Related Macular Degeneration. Ophthalmology. 2016;123:1309-19.

41. Carnevali A, Cicinelli MV, Capuano V, Corvi F, Mazzaferro A, Querques L, et al. Optical Coherence Tomography Angiography: A Useful Tool for Diagnosis of Treatment-Naïve Quiescent Choroidal Neovascularization. Am J Ophthalmol. 2016;169:189-98.

第 **10** 章

脉络膜新生血管的活动性特征性表现

Bruno Lumbroso，Marco Rispoli

引言

OCTA 有助于判断 CNV 的活动性，并有助于临床医生对 CNV 的治疗或再治疗进行判断，这是日常临床工作中的重要组成部分。结构性 OCT 通过显示 CNV 所在病变处的视网膜弥漫性水肿、囊样水肿和视网膜下积液来诊断 CNV 的活动性。有时通过结构性 OCT 即可明确 CNV 的活动性，但有时仅根据结构性 OCT 很难确诊。FA 是通过新生血管的荧光素渗漏来间接识别 CNV，不能对其直接显影，但 CNV 在 FA 上必然会显示为强荧光素渗漏，所以 FA 难以判断 CNV 的活动性。

多数情况下，CNV 在 OCTA 上表现为 Bruch 膜上方的异常血管结构。OCTA 是唯一能检查非渗出性 CNV 的成像技术，甚至可以检查出 FA 上无荧光素渗漏的 CNV，但判读其有无活动性还需要对另外一些影像细节进行分析。在 CNV 的治疗随访中对其"活动性"进行诊断是较容易的，但对首次就诊的未经治疗的非渗出性 CNV 的活动性不易诊断。有学者尝试对 CNV 活动性的特征表现进行定义，但仍在讨论中。

渗出性 CNV：如何判断其活动性或静止性？

活动性 CNV 的特征表现

为了判断 CNV 的活动性，需记住 CNV 的组织病理学特征以及正常血管和 CNV 之间的区别。正常血管的管壁有良好的屏障功能，可避免血管内液体渗漏，而 CNV 的管壁薄、不成熟，液体可能渗漏，血管容易破裂出血；CNV 的形态与正常血管相比也有很大不同；CNV 的管壁会逐渐成熟并增厚为动脉化管壁，液体渗漏的程度较早期的薄壁新生血管减轻。通常 CNV 的复发是从已经动脉化的血管中长出新的血管袢，这些血管的管壁还不成熟，会导致液体渗漏。

无论是否经过治疗，仅通过一次 OCTA 检查并不能确定 CNV 的活动性，需要连续监测 CNV 在 OCTA 上的演变。传统的 FA 检查可以显示出活动性 CNV 荧光素渗漏较前减少的变化，渗漏的荧光素还会遮蔽病灶处的毛细血管网，但不能直接显示 CNV。OCTA 能够显示 CNV 的全部特征，并且能够突出早期和较成熟状态的血管影像。无论是否经过治疗，都可以通过 OCTA 的一些影像参数来预测 CNV 的活动性和病情进展。

形态学特征

形态学特征包括 CNV 的大小、形状、分支结构和密度，有无血管袢，病变的周边吻合血管网，围绕病灶的暗晕，以及 OCTA 可自动测量的参数，如血管密度。

有学者（Liang 等、Cole 等、Coscas G 等）尝试通过分析 CNV 的形态来判断其活动性，但仍在讨论中。在最简单的典型病例中，当 CNV 呈圆形或球状（珊瑚丛状、轮辐状），并呈现以下所列的其中一个特征时，就可以认为该 CNV 具有活动性：

- 分支结构较多。
- 高毛细血管密度。
- CNV 周围有血管袢。
- 小的分形维数（Sarraf）。
- CNV 的周边吻合形成拱形血管网。
- 病灶周围有暗晕。

Sarraf 的研究显示，在活动性 CNV 中分形维数较小，而在静止性 CNV 中分形维数较大。这里指的分形是一个数学概念，在每个尺度上都显示为重复的模式。分形也包括一种详细模式的概念，即自身重复（图 10.1 和图 10.2）。

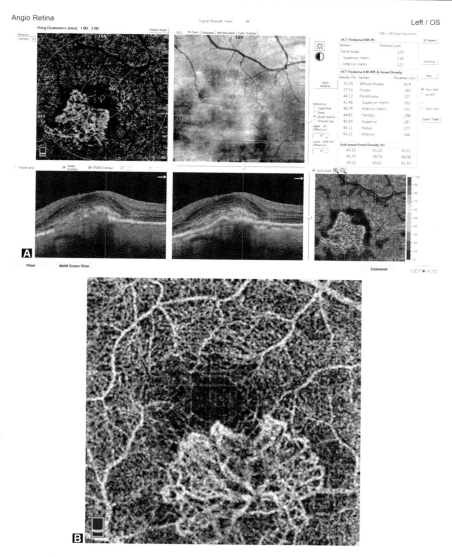

图 10.1　活动性 CNV 的 en face OCTA 图像。病灶呈轮辐状,属于活动性 CNV。可见大量密集、薄壁的毛细血管,病灶周边的血管网交错吻合,形成拱形血管网。可见血管祥,特别是靠近病灶周边的拱形血管网。血管分形维数较小,毛细血管密度高,病灶周围有大片暗晕包绕。(Optovue AngioVue)

静止性 CNV

　　当 CNV 的形态不规则、结构紊乱、分支稀疏不规则、毛细血管密度低或完全缺乏毛细血管时,可推断该 CNV 处于静止状态(仍在讨论中),分形维数更大。

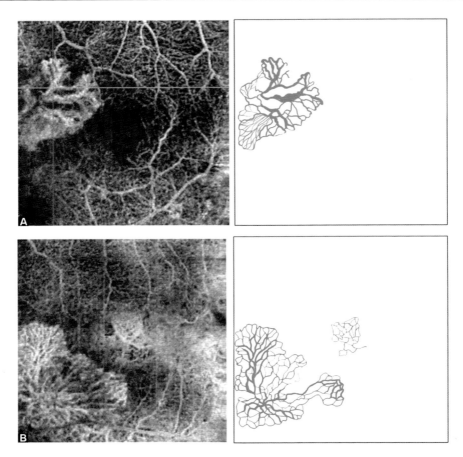

图 10.2   活动性 CNV 的 en face OCTA 图像和绘图。(A)活动性 CNV:可见大量细小毛细血管交错吻合,可见血管袢,尤其是在完整的拱形血管的周边,分形维数小,病灶周围可见宽的暗晕。(B)两处活动性 CNV 血管网:可见大量细密毛细血管,错综密集的交叉吻合支,两处 CNV 病灶均可见血管袢和完整的拱形血管网,分形维数较小,可见暗晕。(Optovue AngioVue)

　　静止性 CNV 无血管袢,病灶周边无拱形血管网和交错吻合的血管网,围绕病灶的暗晕较小或不存在。一些学者将静止性或非活动性 CNV 的形态特点描述为枯树,因为它没有代表生长迹象的血管袢,只有不规则和分散的血流。但由于 CNV 有多种生长模式,这样的分析判断可能并不精确。

　　通过对 CNV 的治疗随访,可以发现并区分不同 CNV 部位的一些组织病理学改变。在 IVT 后的长期观察中,我们发现其中的一些毛细血管转变为成熟化(动脉化)的血管,而另一些则生长出分支繁茂的血管袢。病理学证据显示,玻璃体腔内注射抗 VEGF 对活动性的新生血管袢有较好的治疗作用,已动脉化的血管主干经抗 VEGF 治疗后血流减少,活动性小血管在 3~4 周后可以消退(周期性复发)。由于 OCTA 是一种静态检测, 因此仅通过一次 OCTA 很难对 CNV 的活动性进行分级。另一方面,传统的 FA 检查也无法提供活动性信息,因为瘢痕和纤维化病灶的 FA 也表现为荧光素渗漏(图 10.3 和图 10.4)。

有一种新的有关 CNV 活动性分期的方法是通过短的间隔期观察跟踪 CNV 在 OCTA 上的影像演变过程,将 OCTA 当作一个动态检查。因为 OCTA 是无创检查,所以可以反复进行。因此,如果在治疗前和治疗后的 24 小时、7 天分别获得 OCTA 图像,就可以很容易跟踪 CNV 血管网和结构变化,以利于从活动性病灶中发现静止性病灶。也可以通过 OCTA 进行长期随访,以观察病灶的周期性复发和每年可能一次或两次的严重复发(框 10.1 和框 10.2)。

包含活动性和静止性的混合性 CNV

混合性 CNV 一般见于静止性 CNV 在稳定一段时间后,其中的部分血管活动性复发。可以通过观察病变的形态来区分其中的活动部分和静止部分:活动部分的毛细血管细密,交叉吻合支多,血管袢小,分形维数小;静止部分有明显的大分形维数,其血管粗直(图 10.5 和图 10.6)。

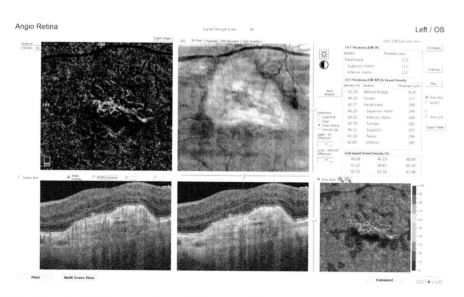

图 10.3　静止性 CNV 的 en face OCTA 图像和 B 扫描的血流密度图。静止性 CNV:在病灶稳定期和(或)萎缩退化期可见。这种静止性改变可能是自发的,也可能是治疗后发生的。细小毛细血管消失,吻合支稀少,无拱形血管,无血管袢;其余的血管僵硬、管径厚,血管弯曲少(动脉化),分形维数大,毛细血管密度低,病灶周围有一小暗晕。(Optovue AngioVue)

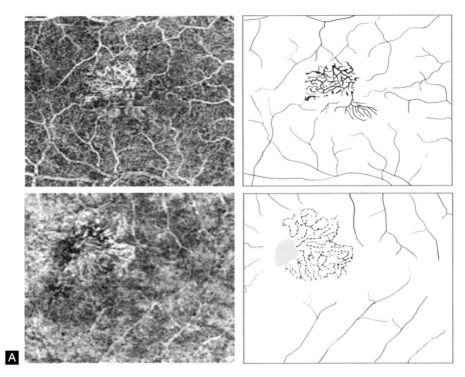

图 10.4　（A）静止性 CNV 表现为枯树样的 en face OCTA 图像和 B 扫描的血流密度图。两例静止性 CNV：在病灶的稳定期，可见新生血管呈碎片状、粗大的枯树样特征，细小的毛细血管和血管袢已消失，吻合支稀少，血管形态硬直、管径宽厚。其余的血管僵硬、管径厚、曲度小、分形维数大，毛细血管密度低，病灶周围暗晕较小。（待续）

非渗出性 CNV：如何判断其活动性或静止性？

　　OCTA 可以显示非渗出性 CNV，那么如何判定非渗出性 CNV 的活动性？非渗出性 CNV 的形态一般表现为毛细血管稀疏、分支少、分形维数大，可见血管袢，血管宽厚、迂曲，通常表现为一个错综复杂的血管网或呈细丝状。动脉化的 CNV 在反复复发且治疗后，表现为血管更粗直、僵硬，并缺少薄壁的毛细血管。这些成熟、动脉化的血管在 FA 上表现为少量或无荧光素渗漏。面对这些病例，我们不得不问：某些非渗出性 CNV 是治疗的结果吗？FA 不能直接显示 CNV，但通常在 FA 上可以观察到新生血管的荧光素渗漏，因此在 FA 上观察到的这些 CNV 必然被认为是活动的和渗出的。我们不确定非渗出性 CNV 是否可以描述为非典型静止性

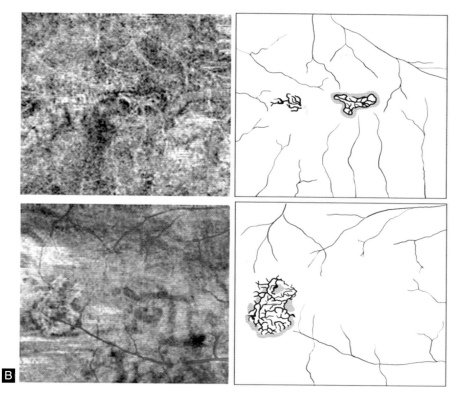

图 10.4(续)　（B)静止性 CNV 的 en face OCTA 图像和绘图。静止性 CNV：在病灶的非活动期，无细小的毛细血管和血管袢，吻合支稀少，CNV 血管粗直、碎片状、分形维数大，毛细血管密度低，病灶周围暗晕较小。(Optovue AngioVue)

框 10.1　活动性 CNV 的形态学特征

- 病灶大
- 病变形状可呈珊瑚丛、水母头和轮辐状
- 密集的血管分支结构
- 密集的树枝状血管分支
- 分形维数更小
- 毛细血管密度高
- 可见血管袢
- 完整的拱形血管网
- 病灶周边致密交错的吻合血管
- 病灶周围有大片暗晕
- OCTA 自带的测量参数，如血管密度

框 10.2　静止性 CNV 的形态学特征

- 病灶小
- 病变形状
- 丛状
- 枯树样
- 分支结构少:形似秃树
- 分形维数更大
- 毛细血管密度低
- 无毛细血管
- 无血管祥
- 不完整或破损的拱形血管
- 毛细血管交叉吻合支稀少
- 病灶周围的暗晕小或无
- OCTA 自带的测量参数,如血管密度

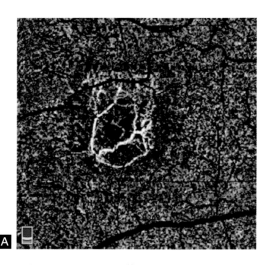

图 10.5　(A)混合性 CNV 的 en face OCTA 图像。包含活动性和静止性的混合性 CNV:典型的静止性 CNV,血管呈成熟的动脉化,底部有较大的分形维数,血管粗直。顶部的新生血管活跃:可见大量细密、交叉吻合支多的毛细血管,可见新生血管祥,分形维数小,病灶周围伴有一暗晕。在这个 CNV 中,上部分病灶是活动的,下部分是静止的。(待续)

1 型 CNV，又或许这是两种不同的 CNV。David Huang、Yali Jia 和 Stephen Bailey 等观察到渗出性 CNV 和非渗出性 CNV 之间的关系尚未明确。

　　目前,还不确定非渗出性 CNV 和非典型静止性 1 型 CNV 是两种独立的 CNV

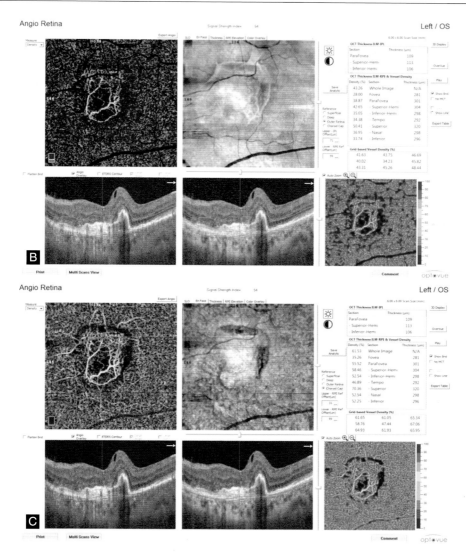

图 10.5(续) (B)混合性 CNV 的 en face OCTA 图像和 B 扫描的血流密度图。包含活动性和静止性的混合性 CNV:底部的新生血管膜呈静止状态,血流密度图显示该静止性 CNV 的下方血管稀疏,与顶部致密、细小毛细血管、血管袢形成鲜明对比。在这个 CNV 中,一部分病灶是活动的,另一部分是非活动的,可见一暗晕。(C)该患者的结构性 OCT 图像和定位于脉络膜毛细血管层的血流密度图,注意其中的分形维数和毛细血管密度。(Optovue AngioVue)

类型,还是其中一个是另一个的前身。非渗出性 CNV 的进展似乎非常缓慢,在长期随访中表现为轻微的形态学改变和微小的扩大,无视力改变,无积液,CNV 周围的暗晕较小或无,这可能与脉络膜毛细血管形态学改变小、屏蔽效应减弱或脉

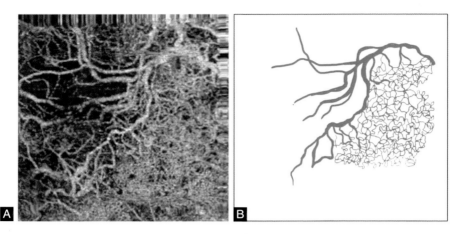

图 10.6　混合性 CNV：图 A 左侧是成熟、静止性 CNV，血流密度图显示其下方有少量的稀疏的血管；图 A 右侧是活动性 CNV：致密、细小的毛细血管，上方可见毛细血管交错吻合和血管袢。图 B 右侧显示活动部分的 CNV 分形维数小，左侧显示静止部分的分形维数大，二者的血管密度也不同。（Optovue AngioVue）

络膜毛细血管血流改变减少有关（框 10.3 和框 10.4）。

　　以上所讨论的 CNV 在 OCTA 上活动性或静止性的判断标准只适用于典型病例，在一些疑难病例或更广泛的使用前还需要进一步验证（框 10.5 和框 10.6）。

框 10.3　非渗出性 CNV 的形态学特征

- 病灶一般较大
- 形状呈不规则网状或丝状
- 毛细血管密度稀疏
- 血管分支少
- 血管袢少
- 血管粗大、迂曲
- 反复复发后的动脉化 CNV 血管更粗直，管壁僵硬
- 无更细小的毛细血管
- 进展非常缓慢
- 长期随访中，形态变化小，面积略有增大
- 无视力改变
- 无积液
- 病灶周围的暗晕小或无

框 10.4　非渗出性 CNV 的性质

- 非典型静止性 1 型 CNV
- 完全不同性质的 CNV
- 活动性 CNV 的前身

框 10.5　David Sarraf OCTA 活动性的生物学标志

- 次级小血管分支
- 病灶周围的血管呈交错吻合状的拱形血管
- 更大的分形维数

框 10.6　David Sarraf OCTA 非活动性的生物学标志

- 血管粗大且直
- 无二级血管分支
- 病灶周围无拱形血管
- 分形维数更小

（李筱荣　译）

推荐阅读

1. Cole ED, Ferrara D, Novais EA, Louzada RN, Waheed NK. Clinical Trial Endpoints for Optical Coherence Tomography Angiography in Neovascular Age-Related Macular Degeneration. Retina. 2016.

2. Coscas GJ, Lupidi M, Coscas F, Cagini C, Souied EH. Optical Coherence Tomography Angiography versus Traditional Multimodal Imaging in Assessing the Activity of Exudative Age-Related Macular Degeneration: A New Diagnostic Challenge. Retina. 2015;35(11):2219-28.

3. Liang MC, de Carlo TE, Baumal CR, Reichel E, Waheed NK, Duker JS, et al. Correlation of Spectral Domain Optical Coherence Tomography Angiography and Clinical Activity in Neovascular Age-Related Macular Degeneration. Retina. 2016;36(12):2265-73.

4. Sarraf D. Biomarkers of neovascular activity using OCT angiography. Angiogenesis, Exudation, and Degeneration. [online] Available from www.bascompalmer.org/documents/Angiogenesis_2017_Agenda.pdf.[Accessed March, 2017].

第 11 章

应用 OCTA 观察肥厚型脉络膜血管形态学特征

Luca Di Antonio,Leonardo Mastropasqua

引言

息肉样脉络膜血管病变(polypoidal choroidal vasculopathy,PCV)最早报道于 20 世纪 80 年代的早期,是以脉络膜循环障碍为主要特征的疾病。PCV 以分支血管网(branching vascular network,BVN)以及 BVN 末端的动脉瘤样扩张为典型的临床特征。PCV 患者的眼底可见位于 RPE 下的橘红色息肉样的结节。

PCV 常伴有多发性、复发性 RPE 浆液性脱离、视网膜神经上皮层脱离、脂质渗出以及视网膜下出血(图 11.1)。

PCV 的患病率在白种人和亚洲人中分别为 4%~10% 和 23%~54%。ICGA 对 PCV 的诊断和影像学特征研究具有高度敏感性和特异性。OCT 可显示视网膜横断面图像,图中可见 RPE 层突起,并伴有内部中等反射信号,形成"空泡征",即息肉空腔,RPE 和 Bruch 膜呈高反射信号,形成"双层征",BVN 位于两者之间(图 11.2)。

尽管许多基于遗传学、组织病理学和视网膜多模式影像学的研究揭示了其发病机制,但 PCV 是 1 型 CNV 的变异,还是一种特殊的特发性疾病仍存在一定的争议。OCTA 是一种新的、简单、快速且无创的三维成像技术,可清晰地显示正常人、视网膜血管疾病患者和 AMD 患者视网膜和脉络膜的结构。最近有研究根据以往 ICGA 和 OCT 结果并结合 OCTA 将 PCV 分为两种亚型,即狭义 PCV(2 型 PCV)和息肉样 CNV(1 型 PCV)。值得注意的是,OCTA 显示:2 型 PCV 的 BVN 位于 RPE 下方、BM

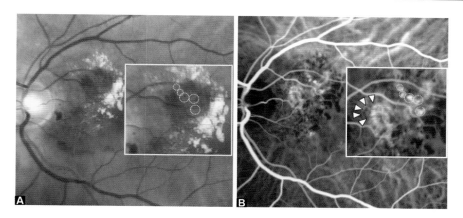

图 11.1　1 例 69 岁 PCV 男性患者的左眼多模式影像检查结果。(A)眼底照片显示出血、脂质渗出、视网膜下积液及橘红色息肉样结节(放大框中的圆圈)。(B)ICGA 早期显示分支血管网呈强荧光表现,多个圆形的息肉样病变呈强荧光表现(分别为放大框中三角箭头和虚线圆圈)。

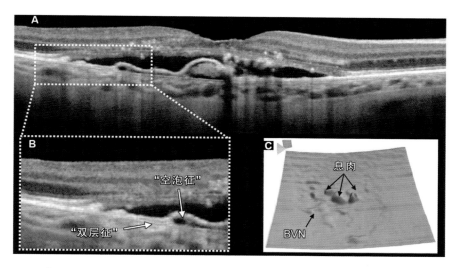

图 11.2　1 例 66 岁 PCV 男性患者的 OCTA 图像。(A)OCT 示脂质渗出、视网膜下积液和多发性 RPE 脱离。(B)横断面 OCT 扫描放大图中可见 RPE 层突起伴有内部中等反射信号,形成"空泡征"(白色箭头),即息肉空腔,RPE 和 Bruch 膜呈高血流信号,形成"双层征",BVN 位于两者之间(白色箭头)。(C)en face OCT 扫描显示 BVN 和息肉样结构(黑色箭头)。

上方,呈高血流信号,而息肉样病变呈现低血流信号,在息肉空腔内缺乏血流信号(图 11.3)。在其他病例中,OCTA 显示息肉空腔也可见局灶高血流信号(图 11.4)。

在 PCV 中,OCTA 显示伴有高血流信号的成熟、粗大的 1 型新生血管网,最终形成高血流信号/低血流信号的息肉样病变(图 11.5 至图 11.7)。息肉样结构也可

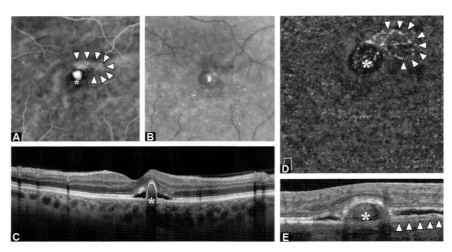

图 11.3 1 例 68 岁 PCV 男性患者的左眼多模式影像检查结果。(A)ICGA 中期显示脉络膜高渗漏以及 BVN(三角箭头)供给圆形的息肉样病变(星号)。(B)ICGA 后期显示出息肉样病变的冲刷现象。(C)横断面 OCT 扫描显示位于息肉样病变中的典型"空泡征"(星号)伴视网膜下积液。(D,E)OCTA 图像和相应的 B 扫描图像显示 BVN 内呈高血流信号(三角箭头),BVN 末端的圆形息肉样病变血流呈低血流信号(星号)。

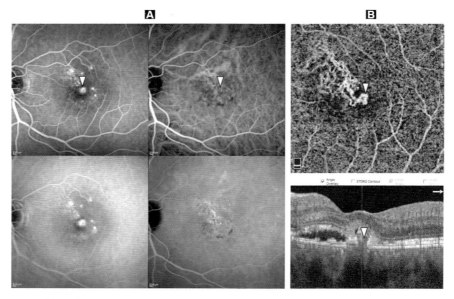

图 11.4 1 例 61 岁 2 型 PCV 男性患者的左眼多模式影像检查结果。(A)上方两张图显示 FA 和 ICGA 早期同时可见 BVN,伴 BNV 末端圆形强荧光性息肉样病变 (三角箭头)。下方为 FA 和 ICGA 晚期图像:分别为后期渗漏和冲刷现象。(B)上方 OCTA 图像示 BVN 轮廓清晰,呈高血流信号,其末端息肉样病变内呈高血流信号(三角箭头)。下方为对应的横断面 OCT 扫描图像,示息肉空腔内存在局部血流信号(三角箭头)和视网膜下积液的存在。

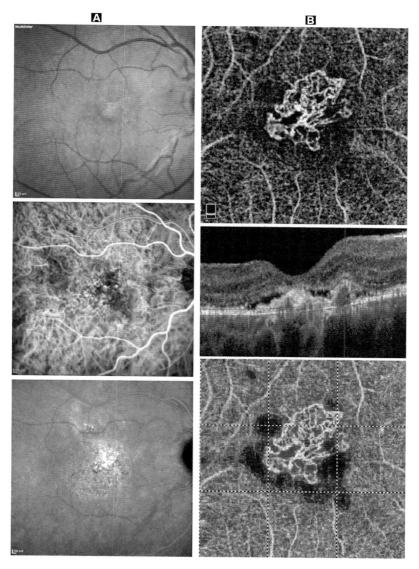

图 11.5　1 例 61 岁 1 型 PCV 男性患者的右眼多模式影像检查结果。(A)上图：共聚焦彩色眼底图片示橙色结节性息肉样病变；中图：早期 ICGA 显示 1 型新生血管充盈，伴终末端多个息肉样结构；下图：ICGA 晚期示斑点样新生血管及息肉冲刷现象。 (B)上图：OCTA 图像上清晰可见一个结构紊乱的高血流信号的血管网，其中包括较为成熟、粗大的 1 型新生血管，其末端为圆形血流高信号的息肉样病变，周围有暗晕包绕；下图：横断面 OCT 扫描图像显示 BVN、息肉空腔内局灶性血流信号(红线)以及视网膜下积液。彩色血流密度图像示息肉样 CNV 周围被暗晕包绕(颜色越偏暖色调，代表血流信号越强，反之亦然)。

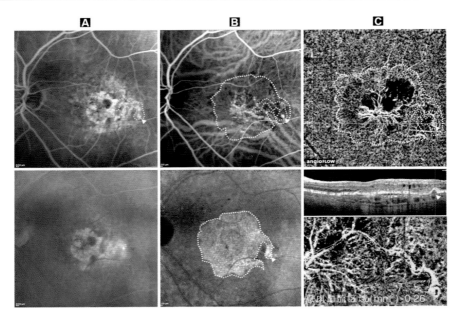

图 11.6　1 例 70 岁 1 型 PCV 女性患者的左眼多模式影像检查结果。(A)上图:FA 早期显示息肉样结构(三角箭头)为宽大的 1 型 CNV 内局灶性荧光渗漏(黄色虚线区域);下图:晚期表现为边界不清的 1 型 CNV 染色和异常荧光渗漏。(B)上图:ICGA 早期显示息肉样结构(三角箭头)为边界清晰的 1 型 CNV(白色虚线区域)内局灶性荧光渗漏(黄色虚线区域);下图:晚期显示 1 型 CNV(虚线区域)斑片状强荧光和与冲刷现象相关的息肉样病变(三角箭头)。(C)上图:OCTA 显示源自中央区(白色虚线区域)的成熟 1 型新生血管紊乱的高血流信号,高血流信号的供给血管(黄色虚线区域)末端为高血流信号的息肉动脉瘤状隆起(三角箭头);中图:对应的横断面 OCT 示病变推挤视网膜形成囊肿样结构,即 RPE 不规则浅脱离和息肉样病变(三角箭头)内有局部血流信号;下图:OCTA 图像的放大突出了息肉样病变的血流区域。

表现为宽大的 1 型 CNV 内的局灶性荧光渗漏(图 11.6)。

　　最近,OCTA 发现了一类与息肉样病变相关的 1 型 CNV 的新的疾病谱,称为肥厚型脉络膜新生血管病变,提示血管造影漏诊了 1 型 CNV(图 11.7)。

　　不能行 ICGA 检查时,OCTA 和 en face OCT 可以提供新的诊断方法 (图 11.8)。然而,伴有较大范围的水肿、渗出、大面积 RPE 脱离和视网膜下出血的患者无法应用 OCTA 检测到 PCV 特征。因此,需要 ICGA 对脉络膜变化进行评估,以明确诊断和制订抗 VEGF 治疗(图 11.9)。

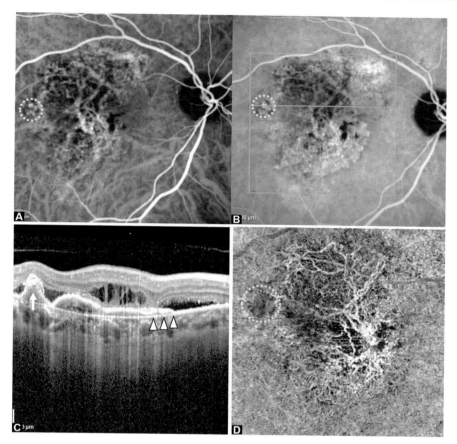

图 11.7　1 例 71 岁右眼肥厚型新生血管病变和息肉样病变女性患者的多模式影像检查结果。(A)ICGA 早期，表现为脉络膜高通透性和扩张的肥厚血管供给息肉样病变簇(圆圈)。(B)ICGA 晚期，在 1 型新生血管复合体和多发强荧光性息肉样病变部位显示斑片状强荧光(圆圈)。(C)横断面 OCT 显示 RPE 与 Bruch 膜(三角箭头)间的 BVN、RPE 突起处的息肉样结构(白色箭头)、RPE 不规则浅脱离、视网膜内及视网膜下积液。(D)OCTA 显示源自中央区(白色虚线区域)的成熟 1 型 CNV 紊乱的高血流信号。息肉样病变呈血管流空现象(虚线圆圈)。

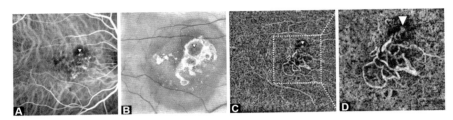

图 11.8　1 例 58 岁 2 型 PCV 男性患者的右眼多模式影像检查结果。(A)ICGA 早期示 BVN 呈强荧光,末端伴强荧光性息肉状病变(三角箭头)。(B)en face OCT 可见较 ICGA 更多的发现:BVN 呈现高反射结构,末端为多个低反射圆形息肉状结构,同时可见脂质渗出和视网膜下积液。(C)OCTA 图像较 ICGA 可更清楚地看到 BVN(虚线正方形)和息肉样结构(三角箭头)。(D)OCTA 放大显示 BVN 和息肉均呈高血流信号(三角箭头)。

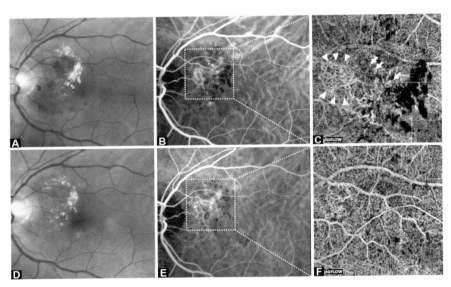

图 11.9　1 例 69 岁 2 型 PCV 男性患者的左眼基线及抗 VEGF 治疗后 4 个月的多模式影像检查结果。(A)基线:彩色眼底照片显示出血、脂质渗出、视网膜下积液和橘红色结节性息肉样病变。(B)ICGA 早期示 BVN 呈强荧光,末端伴强荧光性息肉状病变(虚线正方形)。(C)OCTA 显示高血流信号的 BVN(三角箭头)以及末端为高血流信号的息肉状结构(箭头)。(D)治疗后:彩色眼底照片显示脂质渗出和出血吸收。(E)早期 ICGA 显示 BVN 和息肉样病变的重塑。(F)OCTA 较 ICGA 能更清晰地显示息肉状血管病变的细节结构。

(张新媛　译)

参考文献

1. Yannuzzi LA. ldiopathic polypoidal choroidal vasculopathy. Presented at the Macula Society Meeting; February 5, 1982; Miami, Florida.
2. Stern RM, Zakov N, Zegarra H, Gutman FA. Multiple recurrent serosanguineous retinal pigment epithelial detachments in black women. Am J Ophthalmol. 1985;100:560-9.
3. Maruko I, Iida T, Saito M, Nagayama D, Saito K. Clinical characteristics of exudative age-related macular degeneration in Japanese patients. Am J Ophthalmol. 2007;144:15-22.
4. Spaide RF, Yannuzzi LA, SIakter JS, Sorenson JA, Orlock DA. Indocyanine green videoangiography of idiopathic choroidal vasculopathy. Retina. 1995;15:100-10.
5. Ojima Y, Hangai M, Sakamoto A, Tsujikawa A, Otani A, Tamura H, et al. Improved visualization of polypoidal choroidal vasculopathy lesions using spectral-domain optical coherence tomography. Retina. 2009;29:52-9.
6. Mastropasqua R, Di Antonio L, Di Staso S, Agnifili L, Di Gregorio A, Ciancaglini M, et al. Optical coherence tomography angiography in retinal vascular diseases and choroidal neovascularization. J Ophthalmol. 2015;2015:343515.
7. Toto L, Di Antonio L, Mastropasqua R, Mattei PA, Carpineto P, Borrelli E, et al. Multimodal imaging of macular telangiectasia type 2: focus on vascular changes using optical coherence tomography angiography. Invest Ophthalmol Vis Sci. 2016;57:OCT268-76.
8. Toto L, Borrelli E, Di Antonio L, Carpineto P, Mastropasqua R. Retinal vascular plexuses' changes in dry age-related macular degeneration, evaluated by means of optical coherence tomography angiography. Retina. 2016;36:1566-72.
9. Inoue M, Balaratnasingam C, Freund KB. Optical coherence tomography angiography of polypoidal choroidal vasculopathy and polypoidal choroidal neovascularization. Retina. 2015;35:2265-74.
10. Kawamura A, Yuzawa M, Mori R, Haruyama M, Tanaka K. Indocyanine green angiographic and optical coherence tomographic findings support classification of polypoidal choroidal vasculopathy into two types. Acta Ophthalmol. 2013;91:e474-81.
11. Coscas G, Lupidi M, Coscas F, Benjelloun F, Zerbib J, Dirani A, et al. Toward a specific classification of polypoidal choroidal vasculopathy: idiopathic disease or subtype of age- related macular degeneration. Invest Ophthalmol Vis Sci. 2015;56:3187-95.
12. Srour M, Querques G, Semon O, El Ameen A, Miere A, Sikorav A, et al. Optical coherence tomography angiography characteristics of polypoidal choroidal vasculopathy. Br J Ophthalmol. 2016;Feb 2.
13. Tomiyasu T, Nozaki M, Yoshida M, Ogura Y. Characteristics of polypoidal choroidal vasculopathy evaluated by optical coherence tomography angiography. Invest Ophthalmol Vis Sci. 2016;57:324-30.
14. Dansingani KK, Balaratnasigam C, Klufas MA, Sarraf D, Freund KB. Optical coherence tomography angiography of shallow irregular pigment epithelial detachments in pachychoroid spectrum disease. Am J Ophthalmol. 2015;160:1243-54.e2.

第 **12** 章

脉络膜新生血管形成的其他病因：近视

Bruno Lumbroso, Marco Rispoli

引言

除 AMD 外，许多其他疾病也可由于 RPE 和 Bruch 膜的损伤而形成 CNV。OCTA 已经可以对所有黄斑疾病中不同类型的 CNV 进行准确评估，发现新的 CNV 病灶，并揭示比以往更广泛的病因。病理性近视、肥厚型脉络膜疾病、血管样条纹、成人假性卵黄状营养不良、黄斑毛细血管扩张症以及脉络膜炎等疾病，均可由于 Bruch 膜的损坏而继发 CNV。早期诊断和治疗是选择最佳治疗方式以防止视力丧失的必要条件。本章简要介绍近视继发 CNV 的一些特征。除近视外，其他非 AMD 疾病继发 CNV 的特征将会在下一章节中介绍和讨论。

近视继发的脉络膜新生血管

近视性 CNV 经漆裂纹处或脉络膜视网膜萎缩区域的边缘，突破 RPE，通常可穿入视网膜外层无血管区，属于 2 型经典型 CNV，且大多数面积较小。

临床特征：包括圆形、灰色、伴色素沉着，不伴视网膜内或视网膜下积液、视网膜脱离和水肿等，有时可见出血。在 CNV 周边，可见一个圆形或纺锤形的暗区。如果不予以治疗，CNV 将会缓慢生长，但总体而言其进展比 AMD 继发的 CNV 慢。

FA 特征：早期可见点状强荧光，之后随着染料渗漏强荧光范围增大。在晚期，由于染料渗漏而无法对血管的形态结构进行观察。可通过连续检查中的微小变化和病灶扩大而观察 CNV 的活动性。

结构性 OCT 特征：几乎没有囊样水肿或弥漫性水肿。在 CNV 的边缘，有时可见一个强反射区。高度近视患者常会产生伪影。

OCTA 特征：近视继发的 CNV 通常面积较小，相互缠绕呈肾小球状或球状，有时为丛状。CNV 形成一个边界清晰的不规则球体，外观似假囊样。CNV 面积较大的情况少见，由致密的毛细血管网组成，呈现水母头状或珊瑚丛状。高度近视患者由于视网膜脉络膜变薄以及各层厚度的不规则性而使得自动分层变得困难，因而常产生伪影（图 12.1 至图 12.3，框 12.1）。

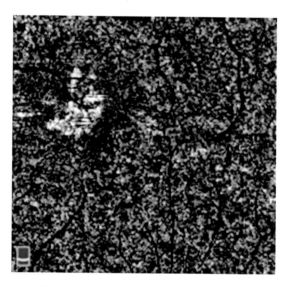

图 12.1　肾小球状的近视性 2 型 CNV。CNV 通常面积较小，呈丛状或肾小球状。（Optovue AngioVue）

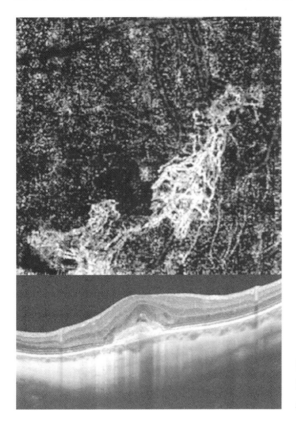

图 12.2　近视性 2 型 CNV。在极为罕见的病例中，CNV 面积较大。（Optovue AngioVue）

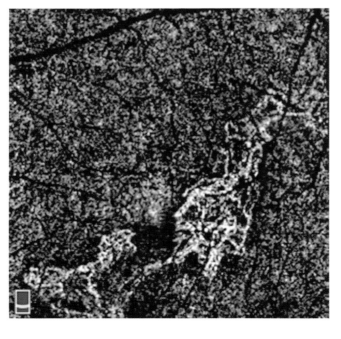

图 12.3　近视性 2 型 CNV。同一 CNV 治疗后的表现。（Optovue AngioVue）

框 12.1　近视性 CNV 的形态

- 一般形态特征
  - 丛状
  - 肾小球状
  - 球状
- 罕见特征
  - 水母头状
  - 珊瑚状

（陈有信　译）

推荐阅读

1. Louzada RN, Ferrara D, Novais EA, et al. Analysis of Scleral Feeder Vessel in Myopic Choroidal Neovascularization Using Optical Coherence Tomography Angiography. Ophthalmic Surg Lasers Imaging Retina. 2016 ;1;47(10):960-4.
2. Querques G, Corvi F, Querques L, et al. Optical Coherence Tomography Angiography of Choroidal Neovascularization Secondary to Pathologic Myopia. Dev Ophthalmol. 2016;56:101-6.
3. Querques L, Giuffrè C, Corvi F, et al. Optical coherence tomography angiography of myopic choroidal neovascularisation. Br J Ophthalmol. 2017;101(5):609–15. doi:10–1136/bjophthalmol-2016-309162.

第 13 章

除年龄相关性黄斑变性以外的脉络膜新生血管的 OCTA

Maddalena Quaranta-El Maftouhi,Adil El Maftouhi

引言

由于 OCTA 的出现,我们现在能对多种新生血管性疾病的理解和影像学解释有新的认识。本章对 OCTA 在后极部常见的新生血管性疾病中的应用做一概述。

慢性中心性浆液性脉络膜视网膜病变中的 1 型 CNV

慢性中心性浆液性脉络膜视网膜病变(central serous chorioretinopathy,CSC)的 1 型 CNV 的 OCTA 特点最近才被报道。尽管使用多模式成像程序,但仍然很难确定 CNV 是否存在,也很难区分哪些病例是 CNV,哪些病例还伴有典型的 PCV。利用常规的 OCT 检查,根据 RPE 复合体的形态,我们发现慢性 CSC 有 2 种不同的表现:患者的 RPE 复合体有的是扁平的,有的表现为轻度抬高、凹凸不平的轮廓。后者的 RPE 复合体在 OCTA 中都呈现为新生血管(图 13.1),以至于 ICGA 都无法明确诊断 CNV。新生血管位于抬高的 RPE 和 Bruch 膜之间,即 1 型 CNV(图 13.2)。

OCTA 技术的优势在于它能直接确诊慢性 CSC 中继发了 1 型 CNV,并且还支持了在 OCT 中呈现轻度抬高、凹凸不平的 RPE 形态和 CNV 之间的对应关系。在极早期 CNV,动态分层的应用能帮助引导诊断(图 13.3)。

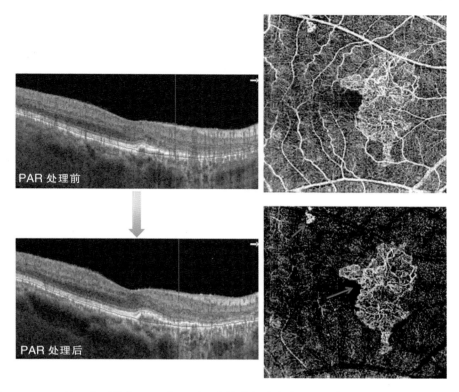

图 13.1　CSC 是一种可并发 CNV 的肥厚型脉络膜相关疾病。在这例慢性 CSC 病例中，OCT B 扫描显示 RPE 轻度抬高，呈波浪样凹凸不平。OCTA 显示出大片的新生血管，其内部管径似乎均匀一致。投射伪影去除（PAR）软件去除了视网膜浅表血管的投影，使得 CNV 结构看得更清楚。通过在 B 扫描上 OCTA 的灌注信号，还可以观察 RPE 下方血管的灌注状态。

息肉样脉络膜血管病变

　　PCV 在 ICGA 中的表现是非常特异的，诊断的必要标准是孤立或多发的早期强荧光点，位于交织的新生血管网周边或上方。在 OCT 中，息肉样扩张病灶表现为在异常的 Bruch 膜上方呈圆顶样抬高的 RPE 病灶。PED 的内部经常可以看到圆形的无反射区，它对应息肉本身。交织的新生血管网表现为凹凸不平、轻度抬高的 RPE 轮廓（图 13.4）。

　　在 OCTA 中，息肉样病灶和交织的血管网都位于 RPE 下方（图 13.5）。整个息肉复合体的形态呈鞋带状，这是息肉样病灶的典型特点。除了交织的血管网，还能看到一些扩张的息肉。一般比较难发现息肉样扩张，常见的原因包括：位置原因

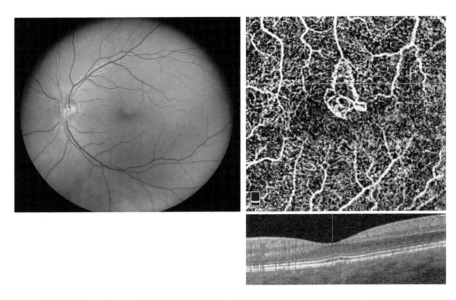

图 13.2 眼底彩照显示 RPE 轻度的色素异常，黄斑区未见玻璃膜疣或 AMD 的其他迹象。在 OCT B 扫描中，RPE 形态正常，但 OCTA 显示这例慢性非典型 CSC 的病例并发了一个静止的（非渗出性）新生血管。

容积扫描 2mm×2mm

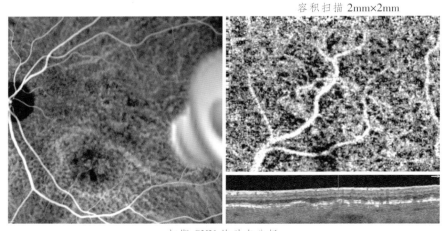

初期 CNV 的动态分析

图 13.3 OCTA 几乎看不到非渗出性的初期 CNV，此时可以通过上下滚动调节不同的切面动态分层而使 CNV 显现得更清楚。通过这种上下滚动选择切面的技术，CNV 的显现等效于 ICGA，从而可以避免在疑难病例中使用血管造影。

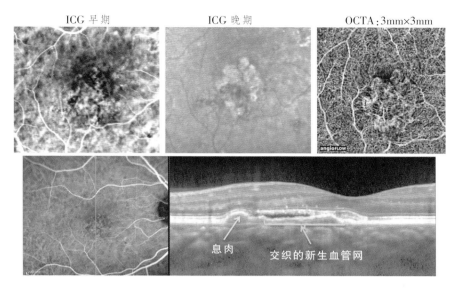

图 13.4　在 PCV 中,总是能在轻度抬高、凹凸不平的 PED 下方,看到交织的新生血管网。由于息肉样结构本身的灌注状态和小的体积,其通常较难被检测到。

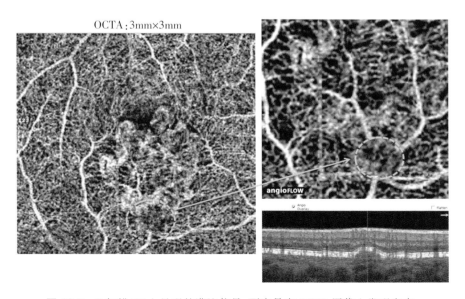

图 13.5　B 扫描(F)上呈现的灌注信号,更容易在 OCTA 图像上发现息肉。

(它们与交织的血管网不在同一个层面上)、灌注状态(无灌注的 OCTA 无法发现)。此外,还取决于它们的大小。合适的分层、2mm×2mm 扫描块(图 13.5 和图 13.6)、以及叠加于 B 扫描上方的灌注数据 (图 13.7),可以帮助我们找到息肉样扩张病灶。

血管样条纹症和 CNV

血管样条纹症(angioid streaks,AS)是由于弹性组织病理性钙化而导致的 Bruch 膜断裂。在 ICGA 中,造影晚期表现为伴有针尖样荧光点的散在强荧光。AS 可以并发 2 型 CNV,一般可以根据 FA 诊断,仅一些疑难病例需要根据 ICGA 来确诊(图 13.8 和图 13.9)。

OCTA 不仅可以分辨 2 型 CNV(位于 RPE 复合体上方的高反射网络),还可以分辨 1 型 CNV(灌注的 CNV 位于 RPE 和 Bruch 膜之间)。1 型 CNV 可以位于典型的 CNV 旁,也可以远离 AS 病灶(图 13.10)。

OCTA 使得我们能第一次明确 ICGA 中的某些强荧光病灶是否是新生血管,从而能确诊 AS 中有灌注的 1 型 CNV (图 13.11)。抗 VEGF 治疗的良好反应在 OCTA 中非常明显(图 13.12)。

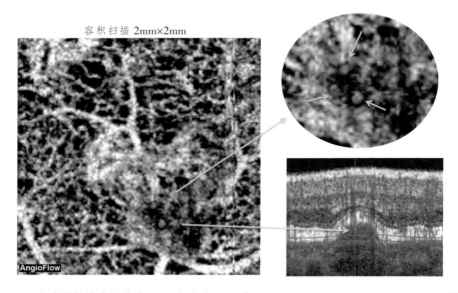

容积扫描 2mm×2mm

AngioFlow

图 13.6 息肉样扩张病灶非常小,又包含在 RPE 隆起下方,因此可以用 2mm×2mm OCTA 模式进行检查。本例使用容积扫描 2mm×2mm 模式 OCTA 在 RPE 隆起中观察到了 3 个小的息肉样扩张病灶。

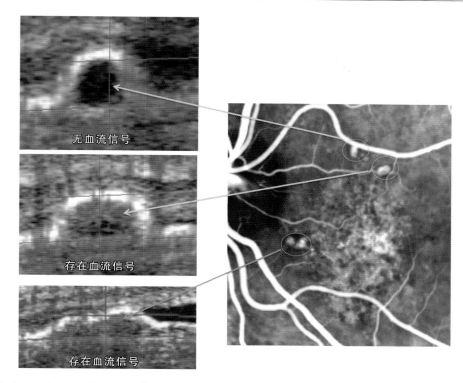

图 13.7　在 PCV 中，ICGA 是观察息肉样扩张和引导维速达尔光动力治疗（photodynamic therapy，PDT）的金标准成像技术，然而在 ICGA 中观察到的轮廓并不是息肉样结构本身，而是包含息肉样扩张病灶的 PED。OCTA 增加了位于 PED 中息肉样扩张病灶的灌注信号。本例中，最上面的一个 PED 似乎没有灌注（左上），而另外两个 PED 显示出与息肉样扩张病灶的灌注状态相关的血流信号。这些特点似乎可以在随访期间提示哪些 PED 需要接受局部 PDT 治疗。

多灶性脉络膜炎中的 CNV

多灶性脉络膜炎（multifocal choroiditis，MC）的典型性 CNV 穿通炎症反应后 Bruch 膜和 RPE 的断裂处，并延伸到神经视网膜下（图 13.13）。在 OCTA 中，MC 的 CNV 与 AMD 的典型性 CNV 一样，都表现为典型的扇贝或者轮辐样，但无 1 型 CNV 表现（图 13.14）。抗 VEGF 治疗常常能使视网膜下的 CNV 成分消退，但是在穿通处的 CNV 仍然保持灌注，这可能是复发的原因（图 13.15）。

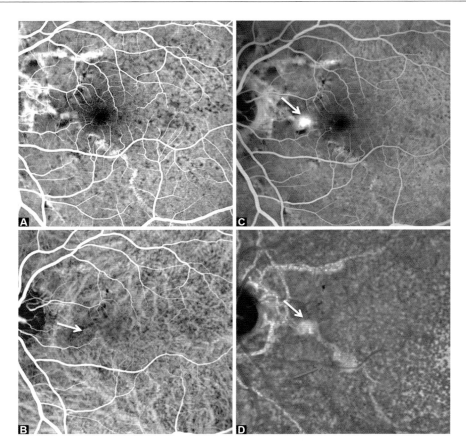

图 13.8　(A,B)FA 显示典型的 CNV 位于条纹上,造影晚期荧光渗漏(白色箭头)。(C,D)ICGA
早期几乎没有显示出 CNV(白色箭头),而在造影晚期,CNV 呈现绒团样高荧光,这与血管样条
纹的强荧光是不同的。此外,还可见另一个造影晚期呈强荧光的区域(红色箭头)。

假性卵黄样网状营养不良和 CNV

　　在网状营养不良,特别是假性卵黄样病变中,难以鉴别 FA 晚期的荧光着染
和 CNV 的晚期荧光渗漏,尤其是在 CNV 形成的极早期(图 13.16)。

　　OCTA 的高敏感性和高特异性使得我们即使是在假性卵黄样物质存在的情
况下也能分辨出血管化和有灌注的 CNV。此外,即使是在视网膜内渗出形成之
前,OCTA 也能探查到灌注型 CNV,这是早期诊断和合理治疗的基础(图 13.17)。

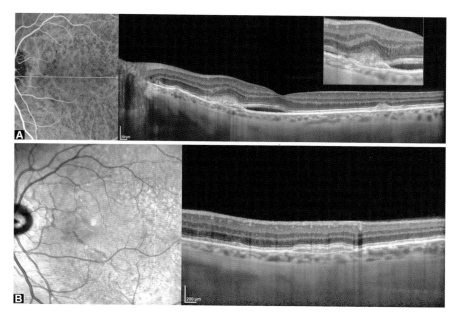

图 13.9　(A)OCT B 扫描显示视网膜下的轻度高反射物质对应于伴有局限性 PED 的典型性 CNV(红色箭头)。(B)OCT B 扫描穿过 ICGA 所显影的、沿血管样条纹分布的强荧光区域,RPE 被其下的轻度反射物质抬高。

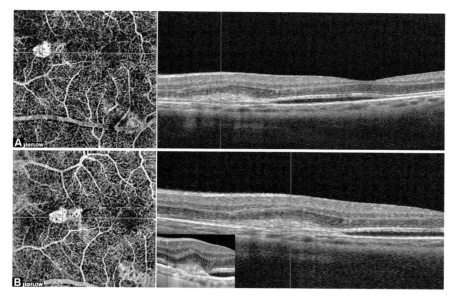

图 13.10　OCTA 的准确分层可以显示整个 CNV,并且可以在局限性 PED 层面上发现隐匿性成分(红色箭头)。

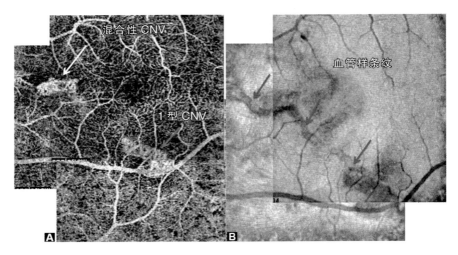

图 13.11　(A)在 OCTA 拼图上，OCT 扫描显示距离 CNV 一定距离的、轻度抬高的区域似乎是有灌注的(红色箭头)，这种 1 型 CNV 尚未渗漏。(B)在 en face OCTA 图像上可以看到血管样条纹。

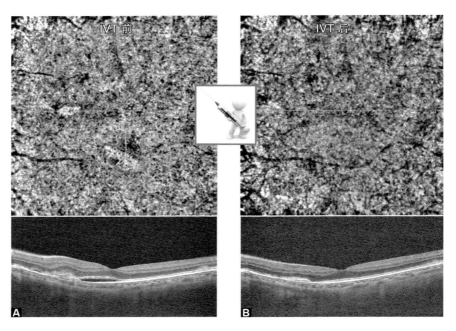

图 13.12　(A)抗 VEGF 治疗前的 CNV。(B)抗 VEGF 治疗后的 CNV：视网膜下 CNV 完全消退，只有在穿通部位(炎症后 Bruch 膜和 RPE 的断裂处)的血管保持着灌注。

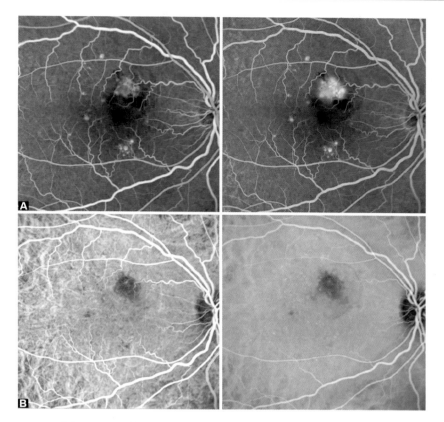

图 13.13　(A)继发于 MC 的典型性 CNV 在 FA 中的表现。造影早期 CNV 呈强荧光,周围是一个隆起的低荧光环;造影晚期荧光渗漏掩盖了 CNV 的细节。由于窗样缺损,造影早期可以看到多处强荧光斑点,这是陈旧性 MC 的 FA 标志性表现。(B)在 ICGA 中,因 CNV 太小而不能看到 CNV 的细节,脉络膜炎的瘢痕呈持续弱荧光。

　　OCTA 能提供视网膜疾病并发 CNV 的一些独特细节信息, 这些是其他影像学方法无法提供的。OCTA 是 CNV 早期和合理诊断、治疗的新型基础工具 (图 13.18 和图 13.19)。

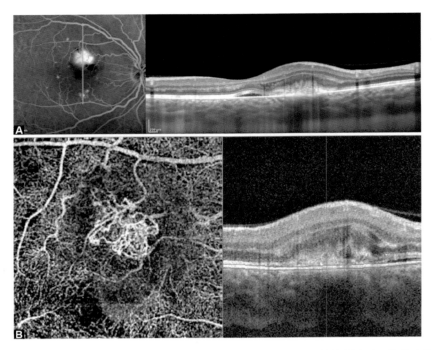

图 13.14　(A)OCT 显示视网膜下轻度反射物质,这是典型性 CNV 的特征表现,常伴有浆液性视网膜脱离。(B)在 OCTA(容积扫描 3mm×3mm)上,扇贝形新生血管清晰可见,呈网状。

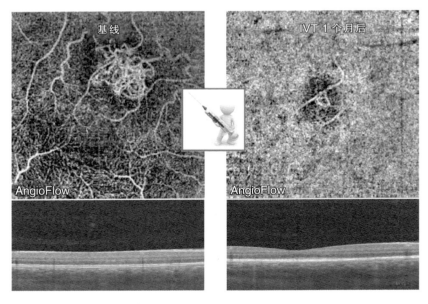

图 13.15　抗 VEGF 治疗 1 个月后,无论是隐匿性 CNV,还是典型性 CNV,OCTA 均不再显示有灌注。

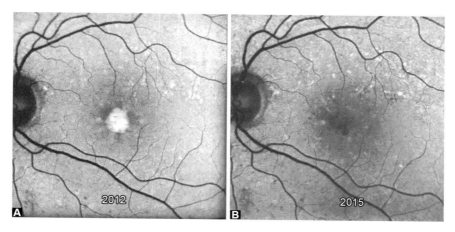

图 13.16　自发荧光图像显示高自发反射物质在两年多时间内的转归变化。中心凹处高自发荧光斑的消失证明该物质已被吸收。

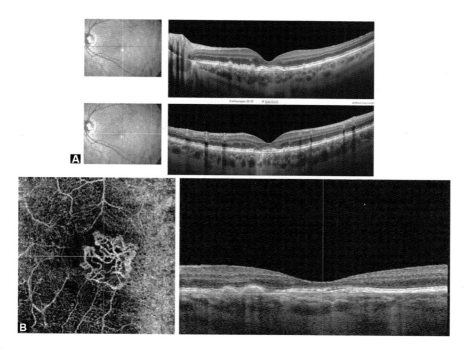

图 13.17　(A)OCT 显示，一些凹凸不平的 RPE 复合体对应于玻璃膜疣，RPE 发生了萎缩性改变。(B)OCTA 将其确诊为没有渗出迹象而有灌注的 1 型 CNV。

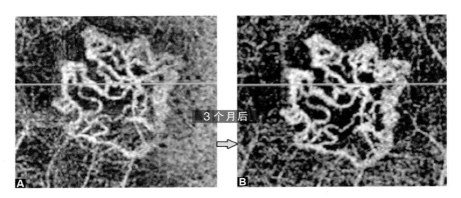

图 13.18 (A)继发于假性卵黄样物质的 CNV 在确诊当天的表现。(B)3 个月后,粗大的新生血管网边缘呈绒毛样,这些在原始膜边缘增殖的小血管会导致渗出。它是 OCTA 判断 CNV 具有活动性的重要标志。

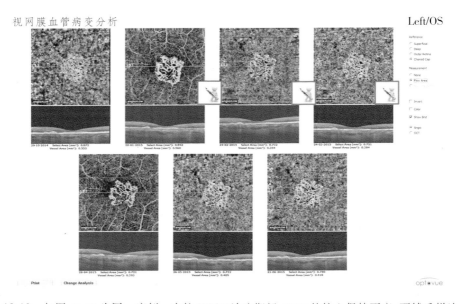

图 13.19 与图 13.15 为同一病例。在抗 VEGF 治疗期间,CNV 的核心保持不变,而绒毛样边缘和视网膜下渗出一起消退。

(俞茹 徐格致 译)

推荐阅读

1. Jia Y, Bailey ST, Wilson DJ, Tan O, Klein ML, Flaxel CJ, et al. Quantitative optical coherence tomography angiography of choroidal neovascularization in age-related macular degeneration. Ophthalmology. 2014;121:1435-44.
2. Jia Y, Tan O, Tokayer J, Potsaid B, Wang Y, Liu JJ, Kraus MF, Subhash H, et al. Split-spectrum amplitude-decorrelation angiography with optical coherence tomography. Opt Express. 2012;20:4710-25.
3. Jia Y, Wei E, Wang X, Zhang X, Morrison JC, Parikh M, et al. Optical coherence tomography angiography of optic disc perfusion in glaucoma. Ophthalmology. 2014;121:1322-32.
4. Lumbroso B, Huang D, Jian Y, Fujimoto JG, Rispoli M. Clinical guide to Angio-OCT. New Delhi: Jaypee Brother Medical Publisher (Pvt) Ltd; 2015.
5. Spaide RF, Klancnik JM Jr, Cooney MJ. Retinal vascular layers imaged by fluorescein angiography and optical coherence tomography angiography. JAMA Ophthalmol. 2015;133:45-50.
6. Wei E, Jia Y, Tan O, Potsaid B, Liu JJ, Choi W, et al. Parafoveal Retinal Vascular Response to Pattern Visual Stimulation Assessed with OCT Angiography. PLoS ONE. 2013;8:e81343.

第 14 章

糖尿病视网膜病变的 OCTA

Maria Cristina Savastano，*Bruno Lumbroso*

OCTA 在非增殖性和增殖性糖尿病视网膜病变常规治疗中的应用

在日常临床应用中,OCTA 提供的血管成像比 FA 更清晰和更精细。目前,OCTA 血流定量是早期糖尿病视网膜病变(diabetic retinopathy,DR)初步评估的一部分,也是随访的必要检查。尽管 OCTA 无法显示 FA 所能探测到的毛细血管渗漏和着染,但可通过结构性 OCT 图像的变化判断 DR 的渗漏情况,因此 OCTA 很少丢失信息。随着 OCTA 在日常使用中被临床医生越来越熟悉,其变得比 FA 更有意义和实用,可取代传统的基于造影剂的成像而应用于大多数 DR。OCTA 无创、无造影剂,能更好地显示视网膜血流,可量化糖尿病血管损害和进行密切临床监测,在 DR 的临床研究方面的应用日益广泛,对所有关于增殖性视网膜病变的研究都有临床实用价值,目前尚不能用于血管拱环外的病变(图 14.1)。

非增殖性和增殖性糖尿病视网膜病变

几乎所有病程超过 8 年的糖尿病患者都会患上 DR。DR 缓慢隐匿性进展,分为非增殖性糖尿病视网膜病变(nonproliferative diabetic retinopathy, NPDR)和增殖性糖尿病视网膜病变(proliferative diabetic retinopathy, PDR),发病率和严重程度受糖尿病病程、血糖控制和高血压的影响。本文采用 2003 年美国眼科学会的分类(框 14.1 至框 14.3)。

在早期阶段,NPDR 无临床症状, 且 FA、结构性 OCT 和 OCTA 均显示正常。

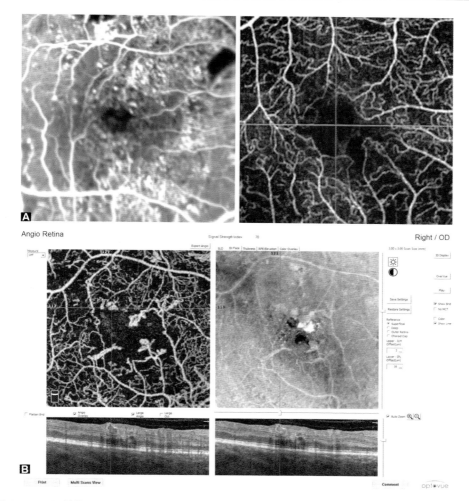

图 14.1 (A)早期 NPDR。FA 显示视网膜血管的粗细不一,较多微动脉瘤簇和无灌注区,较少出血和染料渗漏区域,但浅层和深层血管网重叠。右侧 OCTA 的浅层血管网显示较少微动脉瘤、扩大的中央凹无血管区(foveal avascular zone, FAZ)、血管拱环中断、FAZ 周围出现血管消退区。(B)进展期 NPDR。OCTA 的浅层血管网显示较少微动脉瘤、不规则的截断和毛细血管扩张。FAZ 扩大、血管拱环完全破裂、大的渗漏区和一些视网膜内血管环是新生血管将要形成的首发征象。下方的 OCTA B 扫描图像显示视网膜内的血流,右图显示 en face 和结构横断面扫描。(Optovue AngioVue)

DR 的首发表现是微血管病变,在轻度和严重的 NPDR 中可见微血管瘤、视网膜内出血、棉绒斑、微血管异常和消退区。糖尿病性黄斑水肿(diabetic macular edema, DME)是糖尿病性眼病患者失明的最常见原因,可发生于任何阶段。

在过去几年,FA 一直是研究糖尿病相关血管异常的金标准。然而,近年来结

框 14.1　2003 年美国眼科学会分类

该分类在世界各地使用,包括 5 个级别:

- 没有糖尿病视网膜病变
- 轻度 NPDR:仅显示微动脉瘤
- 中度 NPDR:介于轻度 NPDR 和重度 NPDR 之间
- 重度 NPDR:基于 ETDRS。专家将眼底分为以视神经为中心的 4 个象限,并使用裂隙灯观察。如果 4 个象限都存在出血或静脉串珠,则存在重度 NPDR;如果一个或多个象限存在视网膜内微血管异常(intraretinal microvascular abnormalities,IRMA),则存在重度 NPDR
- PDR

框 14.2　DR 以外的增殖性视网膜病变的原因

广泛的视网膜缺血:

- 常见原因
  - 视网膜中央静脉闭塞
  - 静脉分支的闭塞
  - Eales 病
  - 其他血管炎
  - 睫状体平坦部炎
  - 镰状细胞性贫血
  - 地中海贫血
- 罕见原因
  - 白血病
  - 冷球蛋白血症
  - Waldenstrom 综合征
  - 多发性骨髓瘤
  - 原因不明

构性 OCT、en face OCT 和 OCTA 的陆续出现, 并在 DR 中的重要性日益凸显,用于评估和量化血流改变、毛细血管消退区域、视网膜水肿以及视网膜的厚度和体积,以帮助选择玻璃体内或激光治疗方案并进行治疗后监测(框 14.4)。

框 14.3　毛细血管受损的 OCTA 表现

OCTA 突出了以下变化：

- 扩张和不规则的毛细血管
- 截断的毛细血管
  - 黄斑的粗毛细血管网
- 扩大的 FAZ
- 毛细血管拱环中断
- 微闭塞
- 微血管瘤

框 14.4　OCTA 与 FA 对比

- 与 FA 相比，OCTA 用于评估病情更准确
- 深层和中层血管网的直径评价
  - 囊样水肿
  - 无灌注区（在浅层血管网中比在深层血管网中更明显）
- FAZ 的血流量化评价

结构性 OCT 和 en face OCT

结构性 OCT 和 en face OCT 显示黄斑水肿是 NPDR 视力损害的主要原因，由中心水肿向弥漫性视网膜水肿发展。不规则的囊腔合并形成初始的假囊肿，随着长期进展，假囊肿汇合形成不规则且有折角的大腔。

OCTA

OCTA 通过逐层视网膜检查，提供异常血管的详细视图，突出显示以下病变：扩张和不规则的毛细血管、黄斑部更明显和更粗的毛细血管网、FAZ 扩大，有时可见毛细血管拱环中断、毛细血管微闭塞和微动脉瘤。对于观察深层和中层的粗细不规则的血管网、微动脉瘤、囊样水肿和无灌注区，OCTA 比 FA 更精确，并且浅层病变比深层病变更明显。即使在没有临床视网膜病变的糖尿病眼中，OCTA 也可以清晰显示无灌注区。在眼科检查或结构性 OCT 不可见的情况下，OCTA 可以显示糖尿病引起的病变（图 14.2 至图 14.4）。

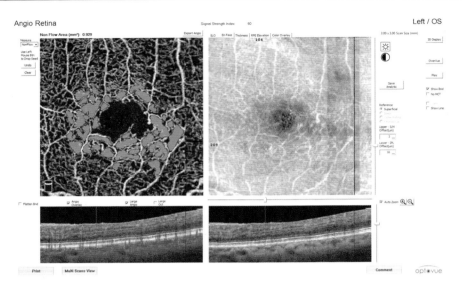

图 14.2   NPDR 的 OCTA。无灌注区和血管消退区在浅层血管网中以黄色突出显示。血管不规则，几乎未见微动脉瘤，浅层的消退比深层更明显。FAZ 随着血管拱环的部分断裂而扩大。下方 OCTA B 扫描图像显示视网膜内血流，右图显示了 en face 和结构横断面扫描。(Optovue AngioVue）

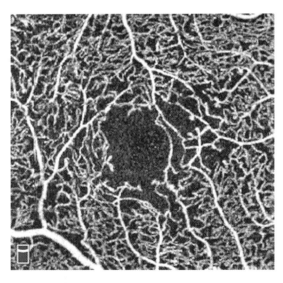

图 14.3   轻度 NPDR。在浅层血管网中可以看到 FAZ 扩大伴随血管拱环少许断裂。血管粗细不均，几乎未见微动脉瘤。FAZ 附近出现无灌注区，浅层病变比深层更明显。(Optovue AngioVue）

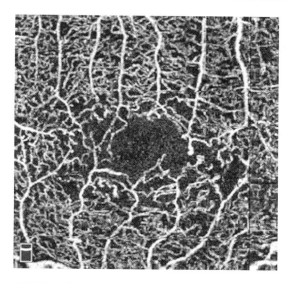

图 14.4　轻度 NPDR。无灌注区靠近 FAZ，部分与其融合。FAZ 扩大，伴随血管拱环广泛中断、毛细血管扩张和微动脉瘤。（Optovue AngioVue）

轻度和重度 NPDR

轻度 NPDR

在轻度 NPDR 中，无灌注区靠近 FAZ 并且部分与其融合。随着血管拱环由小到宽的断裂，FAZ 扩大，随后与颞侧渗漏区合并。毛细血管不规则扩张，几乎未见微动脉瘤。血流密度图对于评估视网膜病变的严重程度非常有用，突出显示了血管消退区。随着血管拱环少许中断，FAZ 扩大，FAZ 附近出现无灌注区。深层血管网的病变比浅层更严重。

重度 NPDR

浅层血管网显示严重的晚期渗漏病变、大的缺血区域和许多微动脉瘤。血管拱环有大的断裂或完全破坏，FAZ 附近出现大的无灌注区，并且部分与其融合。血管直径不规则，伴随一些扩张的毛细血管和少许微动脉瘤。缺血区边缘的血管扩张和环是增殖性视网膜病变的首要症状。在深层血管，DR 进展更严重、血管网的破坏更明显。

在糖尿病眼中，OCTA 清楚显示了 FAZ 扩大、拱环破坏、血管消退区和微动脉瘤。FAZ 和无灌注区的范围扩大,可以通过血管分析软件测量。分别对浅层和深层血管进行检查,可以区分糖尿病病变损害的视网膜层次。

浅层毛细血管网

FAZ 和血管消退区的扩大在浅层毛细血管网中最明显,无灌注区在浅层血管网中最明显。无法显示小毛细血管中的缓慢或间歇血流流动,需要在 en face 成像上观察血管。

深层毛细血管网

深层毛细血管网中可以看到微动脉瘤扩张(图 14.2)。只有微动脉瘤内有血流流动时才能被 OCTA 检测到,有血栓形成或血流流速过慢的微动脉瘤均无法被显示,且无法被 SSADA 软件检测到,通过 en face OCT 图像才能被看到(图14.5 至图 14.9)。

黄斑中心凹血管

相比于 FA,OCTA 可以更好地区分中央黄斑视网膜和黄斑旁微血管系统,尤

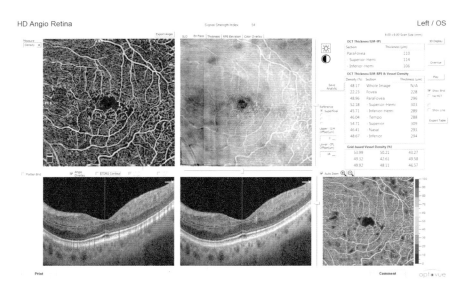

图 14.5 轻度 NPDR 的定量评估。SVP 和血流密度图。SVP 显示直径不规则的血管和少量微动脉瘤。血流密度图突出了血管消退区。FAZ 扩大伴随血管拱环的少许中断,FAZ 附近出现无灌注区。(Optovue AngioVue)

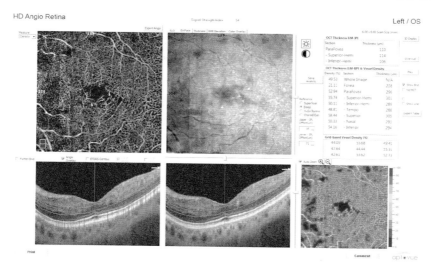

图 14.6　轻度 NPDR(与图 14.5 为同一病例)。DCP 和血流密度图。无灌注区靠近 FAZ,在深层最明显。FAZ 的扩大伴随血管拱环的小部分断裂。血流密度图对于评估视网膜病变的严重程度非常有帮助。该图显示深层病变比浅层病变更严重。(Optovue AngioVue)

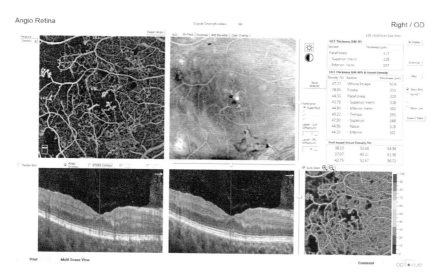

图 14.7　重度 NPDR。SVP 显示严重的晚期病变、大的缺血区、大量微动脉瘤。伴随血管拱环大部分中断,FAZ 附近出现大的无灌注区,并部分融合在一起。血管直径不规则,毛细血管扩张。缺血区边缘的一些血管扩张和血管环是增殖性视网膜病变的首发征象。(Optovue AngioVue)

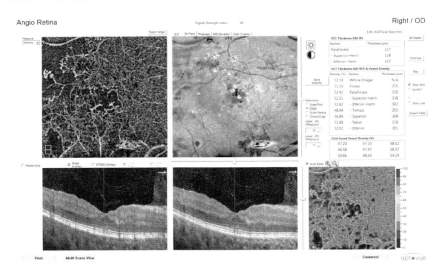

图 14.8 重度 NPDR。DCP 的病变更加严重。大的无灌注区位于颞侧，血管拱环大部分中断。血流密度图显示病变严重程度。（Optovue AngioVue）

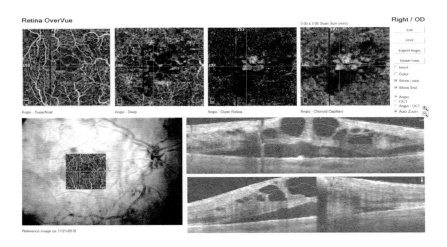

图 14.9 重度 NPRD，伴有囊样水肿。OCTA 中的黄斑囊样水肿显示为"无血流区"，是由于视网膜组织与视网膜内囊性间隙的"推挤"。视网膜囊样水肿与毛细血管无灌注区往往不容易区分，前者呈圆形，在 en face 图像中清晰显示。网状破坏在 DCP 更明显。在深浅两个血管网中，血管阻塞在正常视网膜和缺血区的交界处最明显。（Optovue AngioVue）

其是 FAZ 扩大、破裂和毛细血管渗漏,且无须静脉注射造影剂。视网膜血管消退区在后极部扩大,通常在颞侧扩大更常见。这些扩大的缺血区很快与 FAZ 合并,从而导致缺血性黄斑病变。OCTA 将很快取代荧光素血管造影,因为它能够更灵敏地评估中央黄斑血管的形态变化(框 14.5 和框 14.6)。

框 14.5　DR 的 OCTA

SVP 的 OCTA:

- FAZ 扩大
- 旁中心凹血管的扩张
- 消退区

DCP 的 OCTA:

- 微动脉瘤
- 血管阻塞
- 血管消退区

血管消退区边缘的血管阻塞最明显。

框 14.6　NPDR 的 OCTA

浅层血管网的 OCTA:

- FAZ 扩大
- 旁中心凹毛细血管间隔扩大
- 毛细血管消退
- 小毛细血管消失
- 毛细血管无灌注区
- 毛细血管迂曲
    - 视网膜新生血管

深层血管网的 OCTA:

- FAZ 扩大
- 微动脉瘤
- 血管阻塞
- 毛细血管迂曲
- 毛细血管消退

微动脉瘤的 OCTA

　　OCTA 可以检测到存在血流的微动脉瘤,但无法检测到血栓形成的微动脉瘤和流速非常缓慢的微动脉瘤(框 14.7 至框 14.11)。

框 14.7　微动脉瘤的 OCTA

- OCTA 可以检测到血管内流速足够快的微动脉瘤,但是无法检测到血栓性微动脉瘤和流速非常缓慢的微动脉瘤
- FA 比 OCTA 能发现更多的微动脉瘤

框 14.8　微动脉瘤的原因

- DR
- 静脉闭塞
- 镰状细胞病
- 高血压性视网膜病变
- 周围毛细血管扩张症
- Coats 病
- Eales 病
- 在视力正常人群的周边视网膜可见一些微动脉瘤

框 14.9　微动脉瘤的特点

- 外观:圆润而规则
- 尺寸:小
- 管壁:光滑
- 位置:内层视网膜
- 内容物:高反射,沙漏形

框 14.10　大动脉瘤的原因

- 动脉硬化
- 高血压性视网膜病变

框 14.11　大动脉瘤的特征

- 外观:圆润而规则
- 尺寸:中等到大
- 管壁:光滑或颗粒状
- 位置:内层视网膜
- 内容:高反射,致密,非均质,沙漏形
- 周围有水肿和硬性渗出围绕

　　OCTA 可以更好地区分黄斑区和后极部,并且比 FA 更精确地突出黄斑旁拱环,尤其是 FAZ 破裂和毛细血管渗漏,无须注射造影剂。此外,FA 有更多的不可分级的图像。"OCTA 作为一种无创、更敏感的中央黄斑血管病变的详细形态评估方法,可能取代 FA。"(Jose Cunha Vaz)

糖尿病性弥漫性和囊样黄斑水肿

　　DME 发生在 DR 的各个阶段,发生率为 30%,是糖尿病眼病中低视力和失明的首要原因。OCT 和 OCTA 有助于确诊、决定治疗方案和监测病情进展。

OCT 特征

　　结构性 OCT 是 DME 治疗中最重要的一项检查,有助于确诊。OCTA 上的定量变化对后续的进展以及对治疗的反应都很重要,临床上最常用的是黄斑图的中心凹区厚度。DME 可分为 4 种类型,都有中央凹增厚:

- 全视网膜反射相同。
- 反射降低且有空洞。
- 有空洞且存在中心凹下积液。
- 视网膜前膜形成,伴或不伴视网膜牵拉(框 14.12 至框 14.14)。

框 14.12　DME 的 OCTA

- 由于视网膜内囊腔推挤造成的血流缺失
- 深层血管网更严重

框 14.13　弥漫性黄斑水肿的 OCTA

- 毛细血管卷曲
- 血管阻塞

框 14.14　糖尿病性黄斑病变

- 黄斑病变伴弥漫性水肿
- 黄斑病变伴囊样水肿
- 浆液性黄斑部视网膜隆起
- 缺血性黄斑病变
- 牵拉性黄斑病变

OCTA

OCT 扫描的定量评估对预测 DME 预后具有重要意义。黄斑囊样水肿推挤视网膜组织而在 OCTA 上表现为无血流区，当囊样水肿和毛细血管无灌注共存时，不易分辨出视网膜囊肿。水肿造成的囊肿呈圆形，en face 图像可以清晰显示，有时也可以通过观察血流信号来帮助区分视网膜囊肿和毛细血管无灌注区。在黄斑水肿的情况下，OCTA 分析可以识别出毛细血管卷曲与血管阻塞，这种可视化效果在分析深层血管网时更明显(图 14.3)。血管阻塞的信号在缺血区与正常视网膜的边界处最高(图 14.9)。当视网膜前膜的张力作用导致内界膜收缩时，就会发生牵拉性水肿。

定量分析应用

实时研究并精确测量毛细血管、评估灌注密度图、对进展性血管变化进行分级，定量分析应用对于日常工作具有重要意义。定量评估扫描结果对预测预后及确定个性化治疗的最优方案非常重要，对于随访眼底结构变化及治疗效果也十分重要。

无灌注区

通过血流分析软件可以看到 FAZ 和毛细血管无灌注区的扩大，可以实时研究毛细血管,得到精确的测量数据和血流密度图,并用于对血管改变的进展进行分级(图 14.10)。

血流密度

新算法可以客观地评估视网膜任意层面的血流密度(图 14.11 和图 14.12)。

早期(背景期)NPDR 的治疗

控制血糖、血脂水平和监测高血压是治疗 NPDR 的基础。目前尚无缺血性黄斑病变的有效治疗方法。

NPDR 中 DME 的治疗

治疗应尽早进行,治疗方案包括 IVT 抗 VEGF、类固醇以及局域或格栅样视网膜激光光凝术。在抗 VEGF 出现之前,ETDRS 已经证明了激光治疗的优越性,但局域或格栅样视网膜激光光凝术后出现的瘢痕和视网膜下纤维化使其临床应

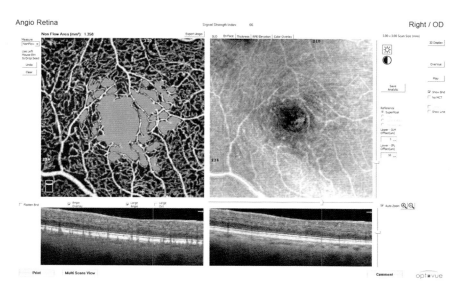

图 14.10　轻度 NPDR 血流分析:对无灌注区的定量分析。Angio 分析软件实时评估毛细血管,并得到精确的测量,并可以量化 FAZ 和毛细血管消退区的扩大 (黄色突出显示)。(Optovue AngioVue)

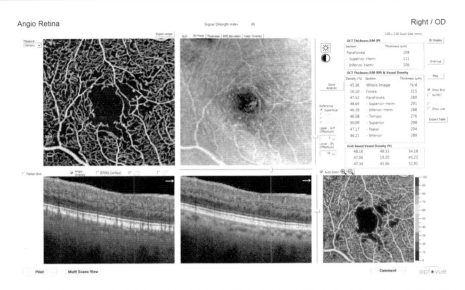

图 14.11　轻度 NPDR 定量分析的浅层血流密度图:分级进展性血管改变。在这两层血管网中可以看出正常视网膜缺血区边缘的血管阻塞最显著。(Optovue AngioVue)

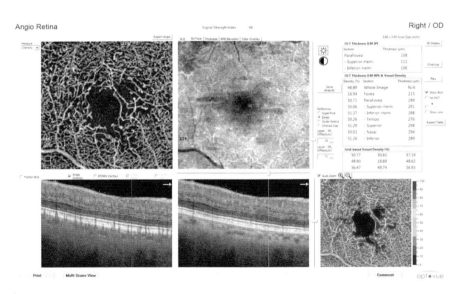

图 14.12　轻度 NPDR 定量分析的深层血流密度图:分级进展性血管改变。深层血管网的 DR 更严重、破坏更明显。(Optovue AngioVue)

用受限。近几年通过 IVT 类固醇对 DME 进行治疗已经取得了良好的效果。

对于抗 VEGF 药物,因其能够减缓甚至逆转 DR 的发展而被广泛使用。目前被批准用于治疗 DME 的抗 VEGF 药物有雷珠单抗和阿柏西普。过去曾试用哌加他尼钠,目前贝伐单抗处于试用期。最近的研究表明,IVT 雷珠单抗的效果优于单独使用激光或 IVT 曲安奈德,而 IVT 雷珠单抗同时或延迟联合激光治疗不一定能改善 DME 患者的视力。

DME 的治疗可以尝试使用地塞米松缓释植入物,与抗 VEGF 药物相比,其作用时间更长,并能够减少治疗次数,但可能导致高眼压和加重白内障。使用地塞米松缓释植入物导致的眼压升高是暂时性的,并且通常在两个治疗周期之间恢复到基线水平。在抗 VEGF 药物和类固醇类药物之间如何选择取决于患者的情况,如果患者较年轻,或伴有青光眼或大面积缺血,应选用抗 VEGF 药物。如果患者年龄较大且伴有白内障,应选用类固醇类药物。在使用抗 VEGF 药物治疗的过程中,第一年注射次数较多,第二年和第三年注射次数减少。

虽然 IVT 抗 VEGF 药物和类固醇类药物被越来越多地用于 DME 的治疗,但目前激光光凝治疗 DME 仍有重要作用,使用 5% 占空比的阈下微脉冲激光对 RPE 进行光刺激可明显减轻水肿。

虽然目前尚无关于 DME 治疗的官方指南,但已有多项研究评估了 DME 的标准治疗方法。但是,将这些研究应用于临床实践时,除了疗效外,还必须考虑其他因素,如治疗对于患者的可获得性、距治疗中心的距离、治疗依从性、定期或不规则的监测、随访次数、治疗费用和患者偏好。

个人指南见流程图 14.1。

我们的研究主要针对两类人群:

● 黄斑水肿累及中心凹,功能视力良好:因为患者的功能视力没有受损,所以可能不愿意接受治疗。此时可以考虑观察视力是否良好(20/20),中央黄斑水肿是否低于 $400\mu m$,中央凹下视网膜脱离是否存在,严格控制血糖,并建议在 3 个月后或在视力恶化的情况下进行新的控制方案。

● 黄斑水肿累及中心凹,功能视力受损:对于中心性 DME 并伴有中至重度视力受损的患者,需要抗 VEGF 药物治疗或使用地塞米松缓释植入物。地塞米松缓释植入物有可能导致眼压升高和早期白内障形成,因此建议首选抗 VEGF 药物治疗。根据"T 方案"的结果,推荐从阿柏西普开始进行。

在黄斑水肿尚未明显累及中心的情况下,可考虑使用阈下微脉冲激光(光刺激激光)治疗以减少注射次数,但这种做法并无证据支持。

对于近期(<3 个月)出现脑血管或心血管意外的情况,建议使用地塞米松缓

流程图 14.1　糖尿病性黄斑水肿治疗指南

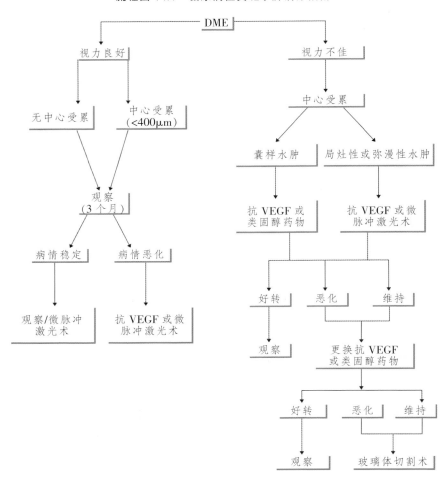

释植入物。治疗转移是指当前治疗对其无任何作用时,需要换另一种抗 VEGF 药物,或者换为地塞米松缓释植入物。当患者已经出现玻璃体视网膜牵拉或上述所有治疗方法都无效时,有必要进行玻璃体切割术。

　　总之,在过去的 10 年中,抗 VEGF 治疗和使用地塞米松缓释植入物已经成为中心性 DME 的新治疗标准。在大面积缺血的情况下,视网膜周边部应进行监测和激光治疗。

PDR 的视网膜前或视乳头前新生血管形成

使用 OCTA 可以很容易对视网膜内、视网膜前及视乳头前新生血管增生进行诊断。糖尿病性新生血管首先出现在视网膜内，并缓慢地到达视网膜表面，然后在视乳头前和玻璃体内生长。在严重的缺血性视网膜病变中，在视乳头或缺血区边缘可以看到新生血管，继而房角出现新生血管，导致虹膜红变和新生血管性青光眼。新生血管只有单层细胞壁，因此非常脆弱，可能导致玻璃体积血，后续引起纤维增生和视网膜脱离。增殖性视网膜病变在较年轻的患者中最为常见，可能是非增殖性视网膜病变的一个发展阶段或提前发生。在 FA 检查中，与正常血管相比，新生毛细血管走行非常不规则，并有大量荧光素渗漏，从而在中晚期遮蔽血管形态。

OCT 特征

PDR 的典型表现为：从视网膜或视乳头伸入玻璃体的高反射血管环；IRMAS 表现为视网膜内血管网的高反射性病变；视网膜增殖牵拉，伴或不伴视网膜脱离。

OCTA

OCTA 可以清晰显示缺血区，并能够量化和监测疾病发展。

视网膜内和视网膜前新生血管

视网膜内的新生血管是位于血管网层的血管环，在刚开始出现时其很难被识别和定位。OCTA 可以显示出新生血管网的环状特征、分支和不规则性，也可以看到血管中的血液流动（图 14.13）。

病情进一步进展后，视网膜前新生血管开始增殖，当新生血管在视网膜表面爬行时，很难被识别和定位。与 FA 相比，OCTA 可以更精确地显示视网膜前增生：视网膜前新生血管穿过玻璃体，需要将剖片置于内界膜上才能看清它们。

视乳头前新生血管是糖尿病性新生血管的常见部位，它们深入到由纤维血管组织包裹的玻璃体腔中（图 14.14 至图 14.16）。

OCTA 可以评估那些不能进行 FA 的患者的新生血管情况，如全身情况不佳的患者、妊娠期女性等（框 14.15）。

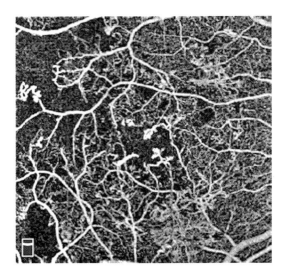

图 14.13 早期 PDR 病变。OCTA 比 FA 更精确,可以突出视网膜前增生:高反射血管环从视网膜伸入玻璃体,并位于视网膜血管网(视神经管)缺血区的边缘。(Optovue AngioVue)

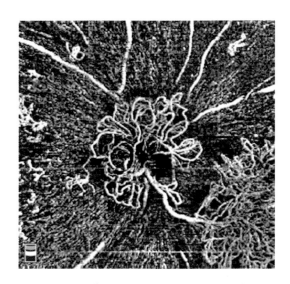

图 14.14 重度 PDR。OCTA 可以评估不能进行 FA 的患者(如全身情况不佳的患者、妊娠期女性)的血管增殖情况。此例为妊娠 4 个月的年轻女性,不能进行 FA。在后极部,血管增生位于广泛缺血的黄斑和颞侧视网膜附近,有截断血管和小动脉瘤簇。视乳头前新生血管在玻璃体腔深部形成缠结的环,从视网膜和视乳头伸入玻璃体。(Optovue AngioVue)

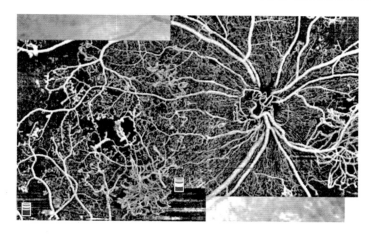

图 14.15　重度 PRD。OCTA 可以准确评估血管从视乳头进入玻璃体的增殖情况。视乳头前新生血管在玻璃体腔内形成缠结的环。为了清楚地看到这些新的血管,应将剖片放在视乳头表面的前方几微米。(Optovue AngioVue)

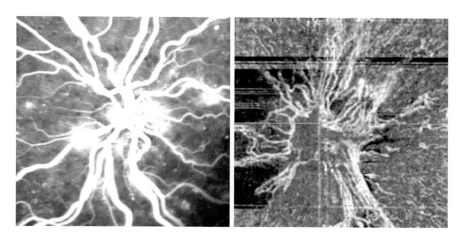

图 14.16　重度 PDR。左图 FA 显示大量荧光素泄漏,掩盖了细节。右图 OCTA 可以准确评估血管在玻璃体腔中的深度,而不会被荧光素泄漏所掩盖,只有血液流动才会显示。(Optovue AngioVue)

PDR 视网膜前和视乳头前新生血管的治疗

IVT 抗 VEGF 药物和全视网膜(激光)光凝往往可以使新生血管明显消退,并可很容易地被 OCTA 监测。

框 14.15　PDR

OCTA 比 FA 更精确：

- 血管增殖(将剖片置于内界膜上方)
- 视网膜内新生血管表现为位于血管网水平的血管环
  - 深、中血管网中的粗细不均的血管
- 视乳头前新生血管
  - 穿入玻璃体的大血管网

　　激光广泛光凝仍是增殖性视网膜病变的主要治疗方法。高浓度的 VEGF 将诱导新生血管生成，因此抗 VEGF 治疗被用作激光治疗前或治疗时的辅助治疗。注射抗 VEGF 药物可使 PDR 病变消退，但可能增加新生血管的纤维化，导致视网膜上的牵引力增加。当全视网膜激光光凝无法进行或存在危险时，有必要进行玻璃体切割术。

（高蓉蓉　陈敏　译）

推荐阅读

1. Agemy SA, Scripsema NK, Shah CM, Chui T, Garcia PM, Lee JG, et al. Retinal vascular perfusion density mapping using optical coherence tomography angiography in normals and diabetic retinopathy patients. Retina. 2015;35:2353-63.
2. Hwang TS, Jia Y, Gao SS, Bailey ST, Lauer AK, Flaxel CJ, et al. Optical coherence tomography angiography features of diabetic retinopathy. Retina. 2015;35:2371-6.
3. Ishibazawa A, Nagaoka T, Takahashi A, Omae T, Tani T, Sogawa K, et al. Optical Coherence Tomography Angiography in Diabetic Retinopathy: A Prospective Pilot Study. Am J Ophthalmol. 2015;160:35-44.
4. Soares M, Neves C, Marques IP, Pires I, Schwartz C, Costa MA, et al. Comparison of diabetic retinopathy classification using fluorescein angiography and optical coherence tomography angiography. Br J Ophthalmol. 2017;101:62-8.
5. Treatment techniques and clinical guidelines for photocoagulation of diabetic macular edema. Early Treatment Diabetic Retinopathy Study Report Number 2. Early Treatment Diabetic Retinopathy Study Research Group. Ophthalmology. 1987;94:761-74.

第 15 章

视网膜分支和中央静脉阻塞

Marco Rispoli

CRVO 和 BRVO 日常临床治疗中的 OCTA

无创且无须造影剂的 OCTA 在临床上越来越多地被用于视网膜静脉阻塞(retinal vein occlusion,RVO)的日常诊断和监测。相比 FA,OCTA 能更好地观察视网膜血液循环、量化血管病变,并可进行密切临床随访,但是难以用于后极部以外的病变。OCTA 在日常临床应用中提供了比 FA 更详细的血管网成像,并在 BRVO 的初始研究中实现了对血管的定量评估。OCTA 虽然不能检测到毛细血管的渗漏和染色,但可以检测到 OCT 结构成像中的水肿等与渗漏相关的变化。OCTA 或许很快会取代传统的 FA。

静脉阻塞可能累及视网膜中央静脉,一个主要分支或一个小分支,或与在动静脉交叉处动脉压迫静脉有关。

静脉阻塞引起两种基本病理反应:血管通透性增加和(或)视网膜缺血。为了临床研究,我们将它们分为:

- 水肿型阻塞。
- 缺血型阻塞。
- 水肿与缺血混合型阻塞。
- 年轻人炎性阻塞,通常为自发性的。

主要危险因素包括年龄超过 60 岁、吸烟、视网膜动脉硬化和系统性高血压,其他危险因素包括青光眼、血液病、白血病和贫血、避孕激素治疗和较少见的血管炎。

眼底检查观察到扩张、迂曲的视网膜静脉区域出现火焰状和斑点状出血、棉绒斑、视网膜水肿和侧支血管,几个月后可见到视网膜新生血管形成、玻璃体积血和虹膜红变。视网膜水肿或缺血可导致视力丧失(框 15.1 至框 15.3)。

框 15.1　静脉阻塞的病因

三个因素:血管壁的改变、血流动力学紊乱和血液疾病。

- 常见原因
  - 视网膜动脉硬化
  - 糖尿病视网膜病变
  - 高血压
- 血液疾病
  - 白血病
  - 高球蛋白血症
  - 红细胞增多症
  - 贫血
  - 镰状细胞贫血
  - 地中海贫血
  - 抗心磷脂综合征
  - 避孕激素治疗
- 少见原因
  - 血管炎
  - Eales 病
  - 局灶性感染
- 眼部常见原因
  - 视网膜血栓性静脉炎
  - 青光眼
  - 眼部创伤
  - 静脉畸形
  - von Hippel Lindau 综合征
  - 视乳头玻璃膜疣
  - 放射性视网膜病变
  - 视乳头玻璃膜疣
- 全身罕见原因
  - 高黏滞综合征
  - 冷球蛋白血症

(待续)

框 15.1(续)

- 巨球蛋白血症
- 红斑狼疮
- 其他血液病
- Takayasu 综合征
- 心内膜炎
- 原田病
- 白塞病
- 细菌感染
  - 细菌感染
  - 立克次体感染
  - 布鲁菌病
- 病毒感染
  - 带状疱疹
  - 流行性感冒
  - EB 病毒
  - 出血热
- 局部罕见原因
  - 海绵窦血栓
  - 颈动脉阻塞
  - 眼内或球后压迫(脑膜瘤等)
  - 视神经肿瘤
  - 眼眶肿瘤

FA

几年前 FA 仍是 BRVO 成像的"金标准",但目前已普遍被 OCTA 替代。低血流区和血管消退区表现为灰色背景下毛细血管的荧光稀疏区域。在毛细血管消退区内,常表现为毛细血管的中断。FA 显示与阻塞和血管壁着染有关的血管异常,但在 FA 晚期,病变很快被荧光素渗漏所遮蔽(图 15.1 至图 15.4)。

框 15.2　水肿型 BRVO

- OCT 基本表现——定性分析
  - 视网膜形态不规则
  - 视网膜水肿
  - 受影响区域的局灶性水肿
  - 扩张和变形的血管
  - NFL 和 GCL 的弥漫性水肿
  - OPL 出血
  - 水肿和正常视网膜分界处渗出
  - INL 和 OPL 中的囊样水肿腔
- 晚期
  - 较大且更不规则的囊样水肿腔
  - 大的水肿腔占据视网膜全层
  - 外界膜改变
  - 椭圆体带碎片化

框 15.3　缺血型 BRVO

- OCT 基本表现——定性分析
  - 视网膜形态不规则
  - 中心凹形态改变
  - 黄斑前膜
  - 牵拉性水肿
  - 内界膜(internal limiting membrane, ILM)收缩
  - 扩张和变形的血管
  - 外界膜改变
  - 椭圆体带碎片化或中断
  - 局灶性或弥漫性视网膜水肿
  - NFL 和 GCL 的弥漫性水肿
  - NFL 和 OPL 出血
- 几个月后
  - 视网膜新生血管
  - 视乳头新生血管
  - 牵拉性视网膜脱离
  - 胶质增生

(待续)

框 15.3(续)

- 进展末期
  - 虹膜新生血管
  - 新生血管性青光眼
  - 失明

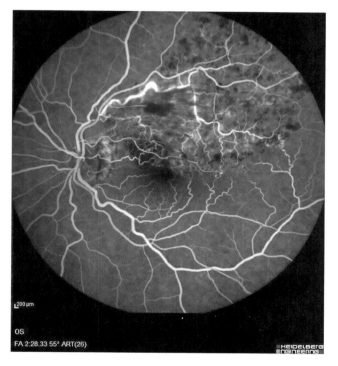

图 15.1　FA 检查。水肿型 BRVO 表现为血管扩张、不规则;较小分支迂曲;少见微动脉瘤,伴模糊和渗漏的视网膜水肿和出血,染色较深。海德堡 FA 检查(下同)。

结构性 OCT 的形态特点

在黄斑及阻塞区域,OCT 显示视网膜增厚和水肿。外层视网膜可见弥漫性水肿和(或)囊腔。视网膜囊样水肿,囊样水肿腔占据 INL,而 OPL 的囊样水肿腔表现为更大、更不规则,严重情况下也可观察到视网膜下积液。在正常组织和水肿组织分界处,硬性渗出表现为外界膜的高反射性沉积物。

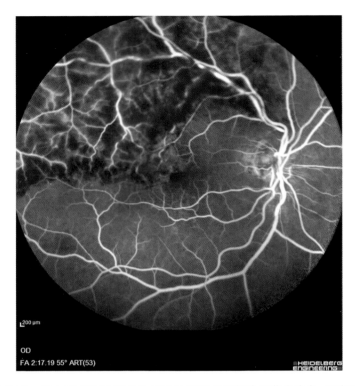

图 15.2   FA 检查。缺血型 BRVO 表现为视乳头附近主要静脉强荧光染色，阻塞区灌注不足而呈现为弱荧光染色，可见血流中断、早期分流和较小血管的强荧光渗漏。

OCTA

OCTA 可分别研究 SVP 和 DCP 的血管病变。血管改变、充血、血管消退区主要位于阻塞区与正常视网膜的交界处。在所有 CRVO 和 BRVO 合并缺血性黄斑病变中，OCTA 比 FA 更容易发现 SVP 和 DCP 的异常。

SVP：血流消退区可位于 SVP 和 DCP。SVP 的无灌注区边缘较明显，动静脉吻合和血管袢较易观察；血管走行可能迂曲；血管壁厚度不规则伴血管节段状分割、局部管腔狭窄；FAZ 较正常扩大、周围的毛细血管通常会突然中断伴末端膨胀；微血管异常、新生血管和血管节段状改变增多、无灌注区毛细血管分布稀疏；视网膜水肿引起更广泛且迂曲的血管网；较粗的毛细血管模糊不清；动静脉吻合以及血管袢明显。以上特征在 OCTA 中比 FA 更明显。

DCP：病变较 SVP 变化大，主要发生在缺血区；毛细血管分布不规则且迂曲；

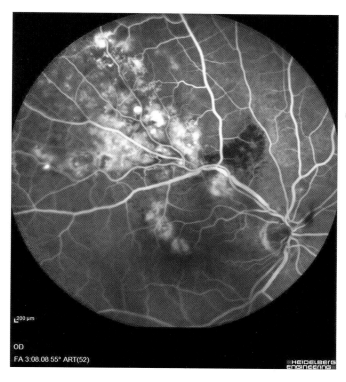

图 15.3 FA 检查。BRVO 表现为低灌注区与晚期的荧光素染色区共存，主要静脉呈现强荧光染色，一些血管部分染色较强，提示早期视网膜前增生。

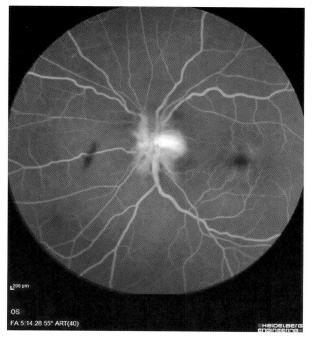

图 15.4 FA 检查。年轻患者的静脉阻塞表现为炎症性，预后良好；血管着染、充血、少量出血，视乳头呈现强荧光和渗漏（视神经乳头炎）。

扩张的毛细血管管径改变,部分出现明显闭塞或变细;粗血管网大而稀疏;病变部位的血管壁增厚;在各个视网膜层面可见紊乱的分流。在 DCP 中,血管充血更明显,主要分布在与正常视网膜的分界处,表现为血管粗细不规则、局部扩张和大小动脉瘤。

正常视网膜与阻塞区交界处:病变发生的主要部位。毛细血管轻度或重度扩张,而另一些毛细血管变细或闭塞。血管末端扩张较常见,血管网出现较大网格,而其他区域网格较小且稀疏。视网膜各层之间的血管呈现多种不规则的分流。

FAZ:与健康个体相比,FAZ 较宽且不规则。颞侧无血流区常与无血管区融合,从而导致 FAZ 扩大,局部血管拱环破坏。

OCTA 可能会显示一些窄血管腔(血流),被暗区包围代表血管壁增厚。与 FA 相比,视网膜出血在 OCTA 中表现相对不明显。

OCTA 分析水肿是根据间接数据:水肿区呈现毛细血管网扩张和迂曲(图 15.5 至图 15.11,框 15.4)。

BRVO 的定量评估

AngioAnalytics 软件可定量分析 OCTA 数据。

血流面积:OCTA 定量评估显示分段血管的流量(SVP 或 DCP)。

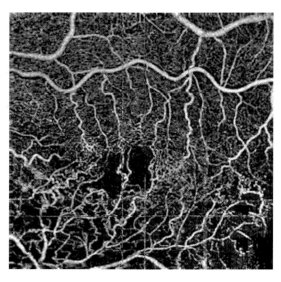

图 15.5　BRVO 缺血区的 OCTA。小血管迂曲、管径不规则、FAZ 扩大。阻塞区域缺乏再灌注,缺血区边缘血管吻合及侧支循环早期形成。(Optovue Angiovue)

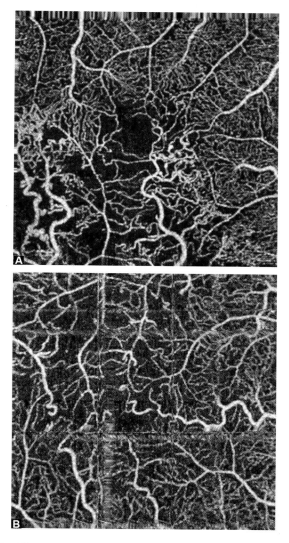

图 15.6 BRVO 缺血区的 OCTA。(A)无灌注区血流突然中断;小血管迂曲、管径不规则、阻塞区缺乏再灌注提示缺乏侧支循环;部分血管增粗且不规则,FAZ 扩大伴血管拱环破坏。(B)无灌注区血流突然中断,小血管迂曲、管径不规则。(Optovue Angiovue)

　　无灌注面积和血管消退面积: 无灌注面积表明血管消退区相对或完全缺血以及血管消退。可分别研究 SVP 和 DCP 的无灌注面积,并且可将测量结果与随访期间的检查结果进行比较。

　　血流密度图:暖色调表示高密度血流区,冷色调表示低血流或完全无血流区。在 en face OCTA 中血流密度图测量血管面积的比例。血流密度图对 BRVO、

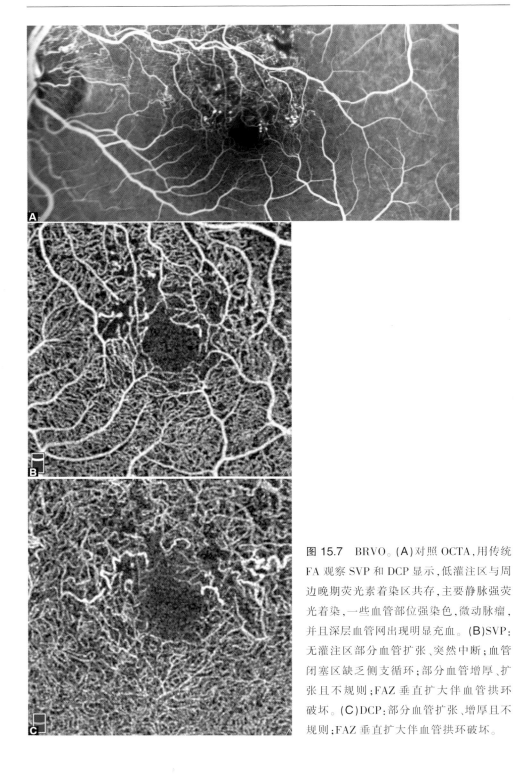

图 15.7 BRVO。(A) 对照 OCTA,用传统 FA 观察 SVP 和 DCP 显示,低灌注区与周边晚期荧光素着染区共存,主要静脉强荧光着染,一些血管部位强染色,微动脉瘤,并且深层血管网出现明显充血。(B)SVP:无灌注区部分血管扩张、突然中断;血管闭塞区缺乏侧支循环;部分血管增厚、扩张且不规则;FAZ 垂直扩大伴血管拱环破坏。(C)DCP:部分血管扩张、增厚且不规则;FAZ 垂直扩大伴血管拱环破坏。

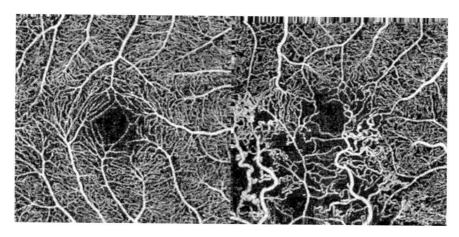

图 15.8　正常眼（左）和 RVO（右）之间 SVP 的形态学差异。患眼出现血管扩张和无灌注区、阻塞区缺乏侧支循环、部分血管增厚且不规则、FAZ 扩大伴血管拱环破坏、静脉扩张且不规则。

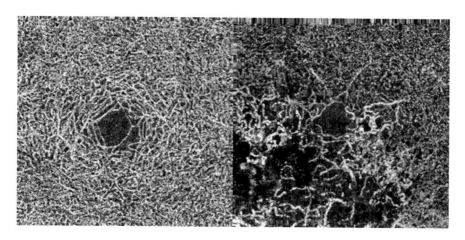

图 15.9　正常眼（左）和 RVO（右）之间 DCP 的形态学差异。患眼静脉扩张且不规则、无灌注区与扩大的 FAZ 融合。

CRVO 和 CRAO 的随访有帮助，并便于数据的保存及比较（图 15.12 至图 15.14）。

血流速度图：在将来，血流速度的检测将成为可能。流速图中暖色调表示高流速，冷色调表示低流速。

黄斑厚度：可以监测黄斑水肿随时间的变化以及评估黄斑水肿的治疗效果。

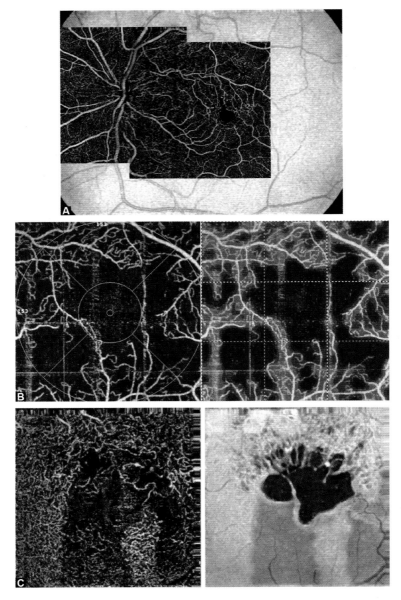

图 15.10　(A)BRVO 的 OCTA 合成图,可看到所有重叠的血管网,并且缺血区清晰可见。(B)血管灌注成像分析图。SVP 毛细血管消退区表现为完全缺血、无血流。(C)同一病例的 DCP,BRVO 伴囊样水肿,暗区合并无血流区和囊腔。图下方为正常的 DCP;图上方为扩张的节段状 DCP 和囊样水肿腔。

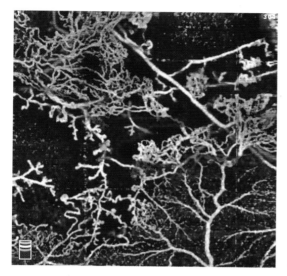

图 15.11　BRVO。在 SVP 层面以黄斑为中心的 6mm×6mm OCTA 图像。（Courtesy: Shibo Tang, Shuangnong Li Hua Fan, Hongjie Ma, Shenzhen Aier Eye Hospital, Central South University, China. Optovue Angiovue.）

框 15.4　BRVO 的 OCTA 特点

- SVP
  - 不均匀的毛细血管
  - 血管消退区
  - 粗血管网
  - 血管环
  - 动静脉吻合
  - 血管网增宽和变形
  - 出血
- 阻塞区边缘
  - 毛细血管扩张
  - 毛细血管阻塞
  - 血管充血
  - 微动脉瘤
  - 多个分流
- 水肿
  - 由血管网增宽和变形间接看出
- DCP
  - 血管充血
  - 微动脉瘤
  - 动脉瘤
  - 血管扩张
  - 多个分流

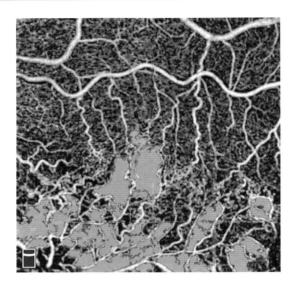

图 15.12 BRVO 无血流区血流定量分析。SVP 中的一些血管消退区表现为完全缺血而无血流，黄色突出显示相对或完全缺血和血管"消退"，测量结果可与随访期间的检查结果进行比较。

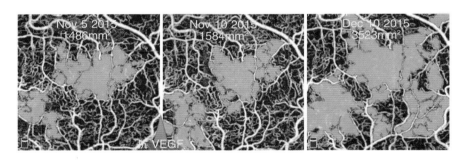

图 15.13 血管灌注定量分析图。BRVO 治疗后 SVP 的演变，黄色突出显示相对或完全缺血和血管"消退"，测量结果可与随访期间的后期检查结果进行比较。在本例中，玻璃体腔注射抗 VEGF 药物导致无血流区增大。(Optovue Angiovue)

CRVO

CRVO：视网膜中央静脉阻塞于筛板水平。急性期水肿剧烈，出血密集，后极部可见静脉淤血和扩张、视乳头拥挤、边缘模糊。如果水肿严重，静脉能见度将会降低。血管充血影响 SVP 和 DCP，尤其是 DCP。在缺血性 CRVO 中，大面积的无灌注区影响大部分的视网膜。

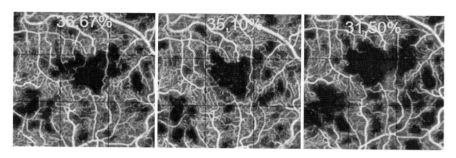

图 15.14　血流密度图,对 BRVO 的 SVP 病变进展监测。血流密度图显示相对缺血和血管"消退"在进展过程中加重。将测量结果与随访期间的后期检查结果进行比较,该病例的无灌注区进一步恶化。暖色调表示高密度血管区,冷色调表示低血流或无血流密度区。en face OCTA 中血流密度图测量血管面积的比例。可以保存血流密度图数据,从而有助于对 BRVO、CRVO、CRAO 的随访比较。(Optovue Angiovue)

CRVO 的主要危险因素包括年龄超过 60 岁、吸烟和高血压。年轻患者的危险因素为高脂血症、糖尿病、血液疾病、血管炎和口服避孕药。为了临床研究,我们将它们分为:

- 水肿型(非缺血型)阻塞。
- 缺血型阻塞。
- 水肿与缺血混合型阻塞。
- 年轻人炎性阻塞,通常进展迅速,具有自发性。

缺血型阻塞导致视力迅速下降(小于 20/200)、更多融合性出血和棉绒斑。水肿型(非缺血型)阻塞通常有更好的视力及更少的出血,可在几个月内发展为缺血型阻塞,约占病例的 1/3。在年轻人中,CRVO 的病因多为炎症,这种血管炎通常会自愈或经激素治疗后消退(框 15.5)。

FA

FA 显示了出血后荧光充盈缺损区域、动静脉期延迟、无灌注区和中心凹周围渗漏。

结构性 OCT 的特征

结构性 OCT 可以很好地评估黄斑水肿。视网膜可因囊状间隙以及视网膜下浆液性隆起而增厚。

框 15.5　缺血型 CRVO

OCT 的基本表现：

- 直接特征
  - 视网膜形态不规则
  - 视网膜水肿
  - 血管扩张和变形
  - 正常中心凹形态消失
  - 黄斑前膜
  - 牵拉性水肿
  - ILM 收缩
  - 外界膜改变
  - 椭圆体带光感受器碎片化或破坏
  - 视网膜内层增厚区
  - 弥漫性视网膜水肿
  - NFL 及 OPL 出血
- 几个月后
  - 视网膜新生血管
  - 视乳头新生血管
  - 牵拉性视网膜脱离
  - 胶质增多
- 一年或更长时间之后
  - 虹膜新生血管
  - 新生血管性青光眼
  - 失明

OCTA

　　视网膜严重受损时,准确的自动分层甚至人工分层较困难,此时对 CRVO 的 OCTA 解读也很困难。出血和严重水肿加重视网膜增厚和血管网结构变形。扩张的毛细血管被扭曲变形和分离。在极少数分层较好的情况下,血管网显示 SVP 和 DCP 大面积的消退区。血管走行常出现局部偏移、局部分层的管壁厚度不规则、管腔狭窄、血管中断伴末端膨胀。通常 FAZ 较难被观察到,若 FAZ 可见,则表现为 FAZ 被扩大、DCP 充血加剧、血管内血流可以被分层。血管大小不规则、局部扩张、较多动脉瘤和微小动脉瘤等病变分布广泛。

缺血型 CRVO 无血流区和毛细血管消退区的表现为较大的毛细血管稀疏区；FAZ 较正常扩大、不规则，并伴有血管拱环破坏，颞侧的外周血管消退区与扩大的无血管区融合；新生血管常在几个月后形成。OCTA 显示，缺血型阻塞发生后，大量的浅层血管侧支丢失。在缺血早期，毛细血管消退几乎只限于 SVP，而 DCP 中毛细血管网的形态、管径和血流仍保持正常；慢性 CRVO 伴视网膜缺血是长期缺血情况下形成的分支血管连接 SVP 与 DCP。通过将 ILM 分层线降低并不断向 DCP 移动，这些分支可出现小的高流量血管并垂直长入 DCP。可见 DCP 的血管管径、流量和形态发生改变，其很可能是由分支血管形成后两层血管网之间压力和流量的变化引起的。将检测线向浅层移动，可以观察到 DCP 的一些血高量信号。

视网膜前新生血管和视网膜新生血管常出现在血管消退区。缺血区明显，可以进行定量和进展监测。血管闭塞 6 个月或更长时间后，视网膜前新生血管出现，起初走行在视网膜表面，难以被辨别和定位，随后伸入玻璃体腔。视乳头前新生血管较晚出现，并伸入玻璃体腔。OCTA 清晰显示血管袢、分支、不规则新生血管网以及新生血管内血流。

RVO 的治疗

理想的治疗应针对静脉阻塞的病因。RVO 的主要危险因素是年龄大于 60 岁、抽烟、视网膜动脉粥样硬化和高血压，其他危险因素包括青光眼、血液病、白血病、贫血、避孕激素治疗和较少发生的血管炎。目前，RVO 的治疗方法仅针对局部眼部疾病，而不是基础病理生理学。对高血压、糖尿病、高凝血症等系统性血管危险因素的识别和控制也很重要，因此，与心血管内科医生、糖尿病医生和全科医生的合作十分必要。

黄斑水肿可采用玻璃体腔注射抗 VEGF、曲安奈德或类固醇缓释剂。根据患者年龄选用抗 VEGF 或玻璃体腔注射类固醇：如果患者年龄大于 65 岁，合并白内障或人工晶状体眼，应首选玻璃体腔注射类固醇或类固醇缓释剂；如果是年轻患者，伴青光眼或高眼压，并且血管消退区面积大，应首选抗 VEGF 治疗。抗 VEGF 治疗应遵循 3+PRN 方案，即进行 3 次 IVT（间隔 1 个月）后按需治疗。必要时可进行雷珠单抗、贝伐单抗或阿柏西普替换治疗。抗 VEGF 药物可用于预防视网膜水肿、虹膜红变和新生血管性青光眼。

RVO 大面积缺血时，采用局部或广泛激光治疗，并监测视网膜周边部有无缺血或新生血管形成。CRVO 新生血管对全视网膜激光治疗的反应较好。

缺血型 RVO 的治疗

目前对缺血型黄斑病变尚无有效的治疗方法。应尽早在新生血管出现之前对缺血区进行播散性激光光凝。尽管中心视力丧失主要与黄斑水肿相关,但新生血管的治疗也很重要。新生血管的标准治疗方法仍是早期激光光凝,抗 VEGF 药应作为一种暂时治疗,直到应用播散性激光光凝治疗且新生血管快速回退时。

RVO 中黄斑水肿的治疗

RVO 发生后应尽早(数周内)治疗黄斑水肿,黄斑水肿快速、稳定的消退对视力起保护作用。近 10 年,抗 VEGF 和可植入地塞米松已成为治疗 RVO 继发黄斑水肿的新标准。以往 BRVO 相关黄斑水肿采用随访观察或局域或格栅样激光光凝治疗,CRVO 相关黄斑水肿采用格栅样激光光凝治疗。近期出现了抗 VEGF 药物和糖皮质激素治疗 RVO 相关黄斑水肿的新型方法,已被证实的有效性的抗 VEGF 药物包括雷珠单抗、阿柏西普和地塞米松缓释剂。以上药物和贝伐单抗、曲安奈德已取代之前的标准治疗方法,但 RVO 继发水肿的治疗方案仍在不断完善。

推荐治疗方案

对 RVO 伴黄斑水肿的治疗方案见流程图 15.1。

将 RVO 伴黄斑水肿分成两组:

- BRVO
  - 黄斑水肿未波及中心凹,视力良好。
  - 黄斑水肿波及中心凹,视力受损。
- CRVO

BRVO 伴黄斑水肿未累及中心凹、视力良好时,建议 3 个月后或视力下降之前随访观察;BRVO 伴黄斑水肿累及中心凹和视力受损,或发生 CRVO 时,建议尽早治疗。

个人倾向于将抗 VEGF 药物(雷珠单抗或阿柏西普)视为一线治疗,抗 VEGF 药无效的人工晶状体眼用激素治疗。激素治疗前应详细告知患者使用激素会增加白内障风险或导致短暂性眼压升高。初始治疗后,根据 OCT 观测到的水肿和视力下降情况,视患者的需要决定抗 VEGF 给药时间。

一般建议用阈值下微脉冲激光巩固复发性水肿的玻璃体腔内治疗,尽管目前尚缺乏证据支持该治疗方案。对于近期发生脑血管或心血管事件的患者,我们提倡地塞米松缓释剂治疗。针对无效或难治性病例,可以更换另一种抗 VEGF 药或

流程图 15.1　RVO 继发黄斑水肿的推荐治疗方案

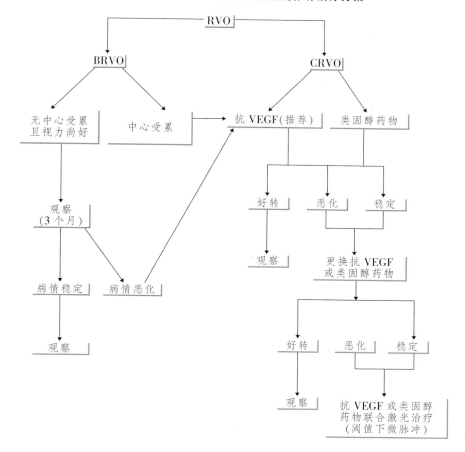

植入地塞米松缓释剂。

视网膜动脉阻塞

　　动脉阻塞的主要原因包括高血压、动脉粥样硬化、颈动脉疾病和栓子栓塞，2% 的 CRVO 由巨细胞动脉炎所致。动脉分支阻塞时，SVP 表现为血管消退、侧支血管缺失；DCP 表现为结构被破坏、毛细血管大量丢失、部分血管扩张、完全闭合、出现比正常状态下更大的网格。

　　OCTA 分析动脉阻塞需要格外注意：在阻塞发生早期，视网膜水肿增厚可能涉及视网膜内层，内层视网膜混浊，DCP 大面积消退，阻塞区血流密度下降。OCT

显示水肿的视网膜血管层反射性增强。因此,OCTA 观察到的投射伪影也会出现在这些层面,而不只是 RPE(图 15.15 至图 15.17,框 15.6 至框 15.8)。

治疗

现已尝试多种方法但都未能改善动脉阻塞的不良进展。紧急治疗包括眼部按摩和降眼压药物,这两种方法都要在发病几分钟后立即使用。其他治疗方法有前房穿刺术、高氧疗法和抗血小板治疗。联系患者的初级保健医生和神经科医生,以预防常见的卒中风险。

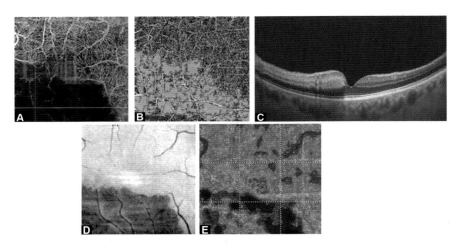

图 15.15　分支动脉阻塞。(A)SVP:OCTA 可着重显示动脉阻塞区 SVP 部分侧支血管丢失,以上仅涉及 SVP。(B)DCP:动脉阻塞导致 DCP 改变,并且阻塞区毛细血管消退、大量闭塞,软件用黄色显示缺血区。(C)横断面 OCT 扫描显示视网膜内层水肿。(D)en face OCT 显示阻塞分支处的水肿。(E) 血流密度图:DCP 严重受动脉阻塞的影响, 阻塞区大部分毛细血管闭塞。(Optovue Angiovue)

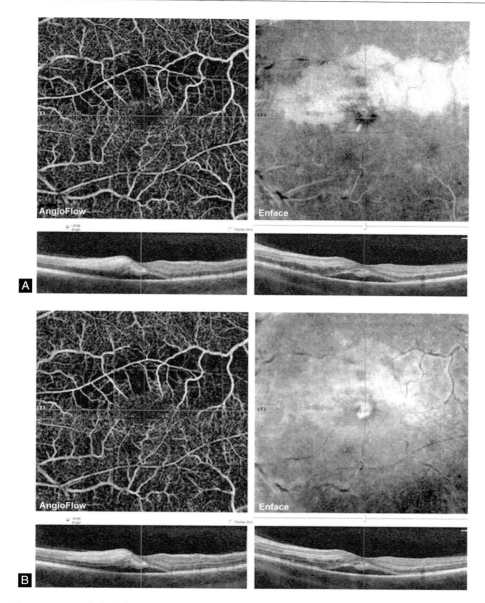

图 15.16　(A)分支动脉阻塞:缺血发生后,阻塞区的 SVP 侧支丢失。(B)分支动脉阻塞:深层毛细血管中动脉闭塞明显, 但由于内层视网膜水肿而难以看清。(Courtesy: Pascal Peronnet, Jean Francois Le Rouic, France. Optovue Angiovue.)

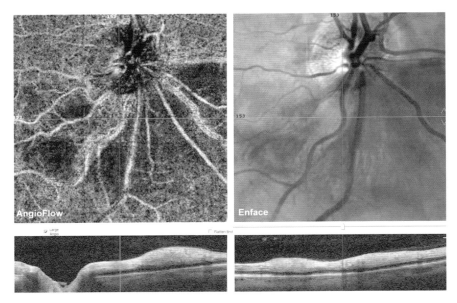

图 15.17 分支动脉阻塞 2 天后 SVP 的变化。(Courtesy: Pascal Peronnet, Jean Francois Le Rouic, France. Optovue Angiovue)

框 15.6   动脉阻塞病因

- 栓子
  - 心脏病变
  - 二尖瓣病变
  - 人工心脏瓣膜
  - 心内膜炎
  - 主动脉瘤
  - 心导管插入术
  - 动脉造影和其他诊断操作
  - 滑石粉
  - 开放性骨折的脂肪栓子
  - Purtscher 综合征
- 血管闭塞
  - 高血压
  - 颈动脉粥样硬化
  - 其他颈内动脉疾病

（待续）

框 15.6(续)

- －颞动脉炎
- －巨细胞动脉炎
- －结节性多动脉炎
- －口服避孕药
- －偏头痛
- －硬皮病
- －眼眶蜂窝织炎
- －Wegener 肉芽肿
- －肌皮炎
- －Takayasu 综合征
- 高眼压
- －闭角型青光眼
- －眼外伤
- －手术过程中眼压过高

框 15.7　视网膜动脉阻塞的结构性 OCT 形态

- 前几周 OCT 检查
  - －OCT 基本成分——定性分析
    - ○ 视网膜形态异常
    - ○ 视网膜内层水肿
    - ○ NFL 和 GCL 层弥漫性水肿
- 不发生囊样水肿
  - －外界膜正常
  - －椭圆体带正常
  - －NFL 和 GCL 层弥漫性水肿
- 6 个月后 OCT 形态检查
  - －OCT 基本成分——定性分析
    - ○ 视网膜形态不规则
    - ○ 受累区域内层视网膜萎缩
    - ○ 外层视网膜大致正常
    - ○ 外界膜正常
    - ○ 椭圆体带正常

框 15.8　视网膜动脉阻塞的 OCTA

视网膜水肿增厚影响内层视网膜：

- 内层不透明
- 大片深层血管无灌注区
- 色素上皮层伪影

（池在龙 译）

推荐阅读

1. Balaratnasingam C, Yannuzzi LA, Spaide RF. Possible choroidal neovascularization in macular telangiectasia type 2. Retina. 2015;35(11):2317-22.
2. Christenbury JG, Klufas MA, Sauer TC, Sarraf D. OCT angiography of paracentral acute middle maculopathy associated with central retinal artery occlusion and deep capillary ischemia. Ophthalmic Surg Lasers Imaging Retina. 2015;46:579-81.
3. de Castro-Abeger AH, de Carlo TE, Duker JS, Baumal CR. Optical coherence tomography angiography compared to fluorescein angiography in branch retinal artery occlusion. Ophthalmic Surg Lasers Imaging Retina. 2015;46:1052-4.
4. Jia Y, Bailey ST, Hwang TS, McClintic SM, Gao SS, Pennesi ME, et al. Quantitative optical coherence tomography angiography of vascular abnormalities in the living human eye. Proc Natl Acad Sci U S A. 2015;112(18):E2395-402.
5. Rispoli M, Savastano MC, Lumbroso B. Capillary network anomalies in branch retinal vein occlusion on optical coherence tomography angiography. Retina. 2015;35(11):2332-8.
6. Spaide RF, Klancnik JM Jr, Cooney MJ, Yannuzzi LA, Balaratnasingam C, Dansingani KK, et al. Volume-rendering optical coherence tomography angiography of macular telangiectasia type 2. Ophthalmology. 2015;122(11):2261-9.
7. Varma DD, Cugati S, Lee AW, Chen CS. A review of central retinal artery occlusion: clinical presentation and management. Eye. 2013;27:688-97.

第 16 章

OCTA 的其他临床应用——其他视网膜疾病

Bruno Lumbroso，Macro Rispoli

引言

在前几章中我们介绍和讨论了常见的眼科临床疾病，还有一些非常重要的疾病没有涉及。OCTA 在许多急、慢性视网膜疾病中都非常有用，本章将介绍其他疾病一些有特征性的 OCTA 图像，并提供各种视网膜临床疾病在 OCTA 中的应用实例——利用这项现代技术对疾病进行诊断和随访并从中获益。感谢参加罗马第四届 OCTA 国际会议的 Joseph Carroll 及其团队供图，并同意我们在本章中使用。

VON HIPPEL–LINDAU 综合征

血管病灶表现为圆形血管病变区遮盖其下视网膜各层，伴病灶周围渗出和紧挨视网膜血管瘤的视网膜囊腔。可伴有视网膜内积液，以及黄斑区浆液性视网膜脱离（图 16.1 和图 16.2）。

Coats 病

Coats 病是一种毛细血管扩张症，通常发生在视网膜周边，并发渗出、视网膜

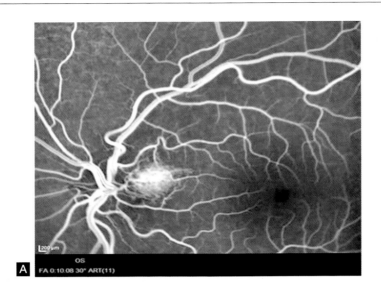

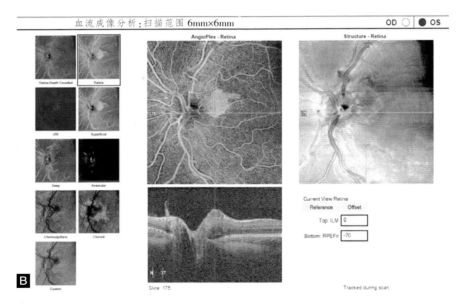

图 16.1　(A)von Hippel–Lindau 综合征:FA 可见视乳头边缘圆形强荧光区域。(B)von Hippel–Lindau 综合征:OCTA 可见视乳头边缘球状的异常血管病灶,并遮盖其下视网膜各层。[Courtesy: Heleen Nicolai, Anita Leys Belgium. (Zeiss Angioplex)]

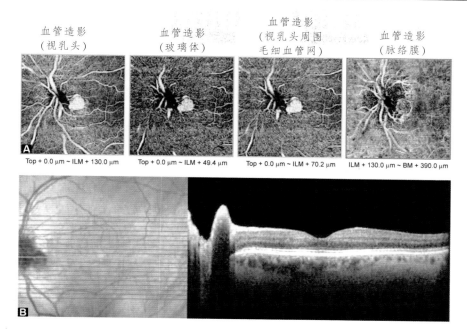

图 16.2　von Hippel–Lindau 综合征:OCTA 和 OCT 断层扫描显示视乳头颞侧边缘可见边界清楚的圆形异常血管病灶。[Courtesy: Alenka Lavrič Groznik, Ana Paitler Rošar, Moja Urbančič, Eye Hospital University Medical Center Ljubljana, Slovenia. (Topcon Triton)]

水肿和出血。OCTA 可见视网膜毛细血管异常:扩张、微动脉瘤和毛细血管网扭曲,并且毛细血管血流缺失伴异常血管(图 16.3)。

脉络膜骨瘤是以成熟骨组织取代脉络膜组织为特征的罕见良性肿瘤,可侵及健侧眼。B 超可见伴有声影的轻度隆起的高回声脉络膜肿块。在扫描敏感性较低时,其他软组织回声消失而肿块仍有较低回声。也可通过 X 线及 CT 进行脉络膜骨瘤的检查。脉络膜新生血管是其常见的并发症,FA 显示早期斑片状强荧光伴晚期弥漫性着染(图 16.4)。

错构瘤

错构瘤是 RPE 的良性肿瘤。FA 可显示肿瘤内血管,OCTA 可以清晰显示肿瘤的血管形态,有助于诊断。异常血管不是开始治疗的指征,除非出现影响视力的渗出(图 16.5)。

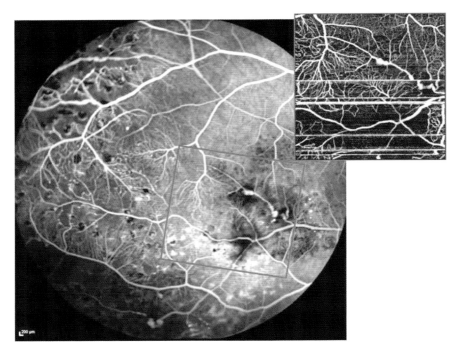

图 16.3　Coats 病：FA 和 OCTA 均可见视网膜毛细血管异常——扩张、微动脉瘤和毛细血管网扭曲，并且毛细血管血流缺失伴异常血管。[Courtesy: Moja Urbančič, Alenka Lavrič Groznik, Ana Paitler Rošar, Eye Hospital University Medical Center Ljubljana, Slovenia. (Topcon Triton)]

放射性视网膜病变

结构性 OCT 可以在检眼镜检查出视网膜病变之前更早地诊断放射性视网膜病变。相比于 SS–OCT，OCTA 可以更早检测到病灶，并显示 OCT 无法检测到的 SCP 和 DCP 水平的血管改变。

根据 OCTA、OCT 黄斑区视网膜厚度增加程度、OCT 囊腔和检眼镜检查所发现的临床体征，将放射性视网膜病变的严重程度分为 0~5 级。OCTA 的使用可早期检测到放射性视网膜病变。因此，应将 OCTA 检查结果纳入分级系统（图 16.6 和图 16.7）。

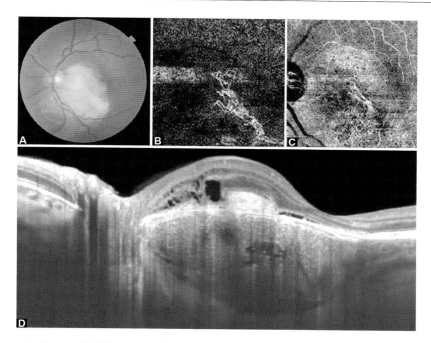

图 16.4　骨瘤。(A)眼底照片。(B)脉络膜毛细血管 6mm×6mm 的 OCTA。(C)脉络膜毛细血管 3mm×3mm 的 OCTA。(D)SS–OCT，经黄斑中心凹的 12mm 线扫。[Courtesy: Claudio Furino, Maria Oliva Grassi, Giovanni Alessio, Department of Ophthalmology, University of Bari, Italy. (Topcon Triton)]

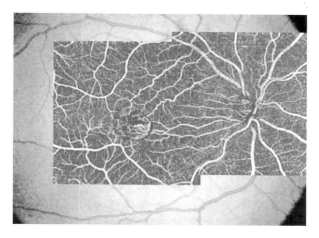

图 16.5　RPE 错构瘤的 OCTA 图像。[Courtesy: Marta Zola, Aude Ambresin, M. Curchod, Leonidas Zografos, JulesGonin University Eye Hospital, Switzerland. (Optovue AngioVue)]

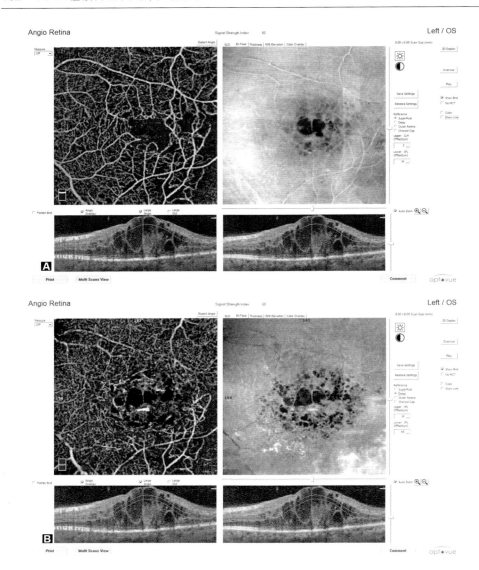

图 16.6 放射性视网膜病变。OCTA 可以检测到 SVP 和 DCP 水平的血管改变，如无灌注区、囊样水肿。[Courtesy: Gilda Cennamo, Naples Italy. (Optovue AngioVue)]

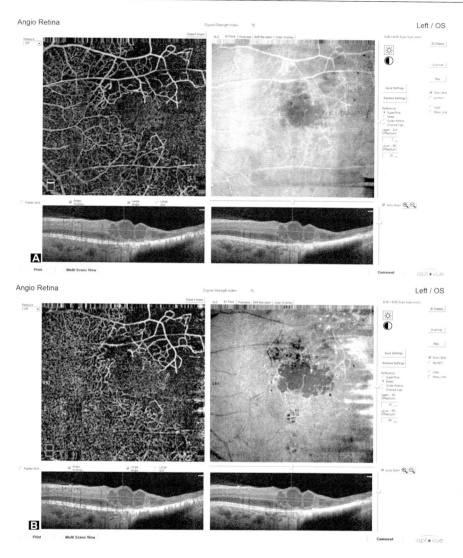

图 16.7　重度放射性视网膜病变。SVP 和 DCP 水平血管改变：无灌注区、囊样水肿。[Courtesy: Gilda Cennamo, Naples Italy. (Optovue AngioVue)]

（刘晓玲　译）

推荐阅读

1. Veverka KK, AbouChehade JE, Iezzi R Jr, Pulido JS. Noninvasive Grading of Radiation Retinopathy: The Use of Optical Coherence Tomography Angiography. Retina. 2015;35(11):2400-10.

第 17 章

荧光素血管造影和 OCTA：一种革新性转变

Bruno Lumbroso，Marco Rispoli

引言

  临床视网膜成像技术正在发生一个关键转变：OCTA 允许临床医生同时观察视网膜和脉络膜的组织结构和血流，并在日常临床中逐渐取代 FA。世界各地的会议和课程是这种转变的主要推动力量，通过教育眼科医生理解这种新的成像技术来促进 FA 向 OCTA 过渡。在许多疾病中，OCTA 能快速得到比 FA 更精确的结果。

比较 FA 和 ICGA 与 OCTA 图像时应避免的误差

  OCTA 和血管造影产生的图像数据是完全不同的，影像解读要求比较这两种方法的特点和实用性。必须根据一致的标准进行逻辑分析，以判读这两种方法的不同图像数据。因此，不能只研究 OCTA 图像，必须同时研究 FA 和 ICGA 图像。

FA

  3 年前，FA 还是诊断、监测和决定临床治疗方案的金标准，但现在它正逐步被 OCTA 所取代。

- FA 提供二维图像，相当于一个各层叠加的全视网膜厚度图像，血管表现被覆盖和叠加在同一层上，而 OCTA 可以分别研究视网膜和脉络膜的各个层次。
- FA 是一个动态成像过程并有严格的时间段规定，从开始到结束包括早、中、晚期帧像，其影像可能部分被造影剂渗漏和着染所掩盖。虽然 OCTA 只显示静态图像，但是图像更精确，细节更清晰。
- FA 识别的是从 CNV 中渗漏的造影剂而不是 CNV 本身，并可以显示 OCTA 无法显示的血管壁损伤——血管壁渗漏、着染和造影剂积存，而 OCTA 尚无法显示血管壁渗漏和着染等功能性损伤。
- FA 不可测量或量化血液流动、流速、毛细血管密度和毛细血管丢失。

FA 的优点

- 显示造影剂渗漏、造影剂在视网膜内和视网膜下腔积存以及血管壁着染。
- 可以探测周边视网膜。

FA 的缺点：侵入性操作和副作用

- FA 是侵入性的，可导致恶心、呕吐、晕厥等不适，甚至导致罕见但严重的并发症，如过敏反应和昆克水肿（血管神经性水肿）；严重的心脏和心血管并发症罕见，但也有过敏性休克的情况；不建议老年人、心脏病患者和妊娠期女性进行 FA 检查。此外，FA 有很多非分级性的图像。
- FA 不可重复进行。

OCTA

- OCTA 是一种三维成像。
- 基于相对运动：从连续图像中提取血流信号。
- OCTA 是静态检查：即使 OCTA 原理是基于血液运动，但眼底结构和视网膜是静态的，观察时间窗没有严格的时间段规定，影像不会像 FA 那样随着观察时间窗的变化而改变。
- OCTA 显示血液循环、血管分支直至最小的毛细血管、血管吻合、血管分流和毛细血管消退，提供更精确的血管内形态，能够测量血液流量、毛细血管密度、毛细血管缺失和其他可量化的要素，并提供不同于血管造影的数据。
- OCTA 可精确测量和量化血流、毛细血管密度、毛细血管缺失和其他参数。

OCTA 的缺点

● OCTA 不可检查周边视网膜,并且一次最大的可成像范围为 8mm×8mm 的区域。

OCTA 的优点

● OCTA 更安全、更简单、更快速和更便宜,能提供 FA 的大部分信息,未直接提供的信息也可通过其他方法获取。

● OCTA 是无创检查,对于患者和医生都更安全,并且可以重复多次检查,必要时再做 FA。对于老年人、心脏病患者和妊娠期女性,OCTA 也可以重复检查。

● OCTA 检查不需要提前预约,不需要护士、麻醉师,不需要进行心电图、血液测试,以及不需要注射器等临床耗材。而任何需要血管造影的患者都可以并且应该立即接受 OCTA 检查。OCTA 更经济、安全、保险以及节省时间。

● OCTA 成像的主要优点是其不受造影剂渗漏或血管壁着染的影响,也不受造影剂渗漏在视网膜内和视网膜下腔中积存的影响,同时也不受 FA 中窗口效应的影响(在病理情况下,窗口效应往往会隐藏血管形态)。OCTA 显示了一个给定层次的清晰的血管形态图像,从而使评估精细血管形态成为可能(图 17.1 至图 17.3,框 17.1 至框 17.5)。

总体评价

当 OCTA 刚开始被使用时,操作人员还没有意识到 OCTA 和造影剂血管造影是绝对不同的,因此不应将两种技术所获得的影像进行直接比较,而应该比较已知的基本病变的影像(通过传统或 en face B 扫描分析获得)。例如微动脉瘤,FA 中的强荧光是由造影剂积聚、着染和渗漏造成的,FA 提供病变的二维位置和功能性(渗漏越大,血管壁病变越明显),但 FA 的局限性在于不能反映病变在视网膜中的层次和位置。在所有微动脉瘤病例中,OCTA 显示都不明显,因为病变在 OCTA 中能被观察的前提是病变必须存在血流灌注并且能通过特定技术检出,即其内血流速度不应低于给定的速度。使用 B 扫描定位微动脉瘤可能有助于获得良好的 OCTA 图像。必须找到微动脉瘤所在的层次,并确定剖片的厚度,该厚度必须等于或大于微动脉瘤的大小。如果不符合以上要求,OCTA 将无法显示病变。由此可见,FA 是二维检查,而 OCTA 是三维检查,直接比较 FA 和 OCTA 是无意义的。

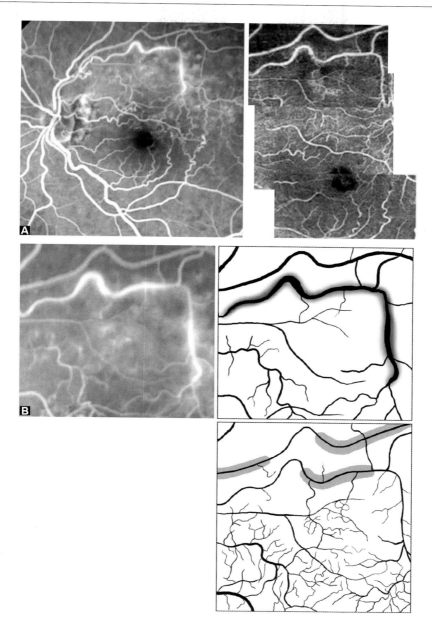

图 17.1　BRVO。(A)FA 覆盖全部后极部和血管弓：闭塞区静脉壁染色明显、造影剂渗漏和无灌注区。OCTA 覆盖较小的区域，必须使用图像拼接才能看到所有的闭塞区域：图片显示被截断的血管，并在非灌注区内突然中断，闭塞区无侧支循环产生。(B)同一病例的视网膜分支静脉阻塞示意图。

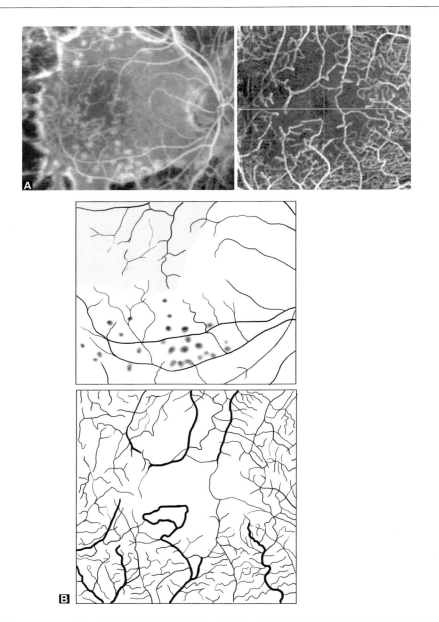

图 17.2　NPDR。(A)FA 覆盖了全部后极部和血管弓：图像显示明显的视网膜异常血管周围造影剂渗漏、无灌注区和许多明显的微动脉瘤，并可见强荧光的激光瘢痕。造影剂渗漏致使无法精确显示血管异常。OCTA 覆盖的范围较小，但放大倍率较高。在后极部同一个区域，OCTA 显示无灌注区、FAZ 增大并伴血管拱环部分破坏。OCTA 突出显示少量微动脉瘤，若微动脉瘤的血流速度较慢，则不被显像。(B)同一病例的 NPDR 示意图。

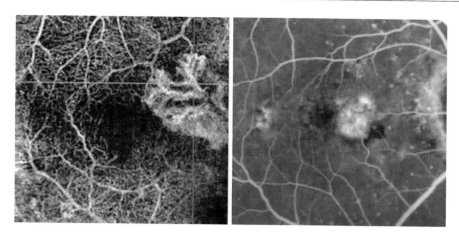

图 17.3　图像右侧示 CNV，FA 显示 CNV 周围有明显的造影剂渗漏。通过 FA 不能直接看到 CNV，而是通过观察造影剂渗漏的大致区域间接推断出 CNV 的位置，渗漏妨碍了对 CNV 的精确可视化评估。OCTA 可直接显示 CNV 并突出显示其精确形态。对比造影剂，血管造影可更精确监测 CNV。

框 17.1　OCTA 能更好显示的结构

- SVP
- DCP
- 垂直血管吻合
- 中心凹周围血管拱环
- 无渗漏的毛细血管异常
- 血管网异常（无血管壁造影剂着染影响）
- CNV（渗出和非渗出）

框 17.2　OCTA 中的量化

- CNV 表面积
- 视网膜新生血管的形成
- 毛细血管消退
- 血管密度
- 血流速度（不久的将来）

框 17.3   OCTA 中无法显示的部分特征

- 渗漏
- 着染
- 积存
- 偶尔能显示渗出物和微动脉瘤

框 17.4   FA 显示血管壁损伤

- 血管壁渗漏
- 血管壁着染
- 造影剂积存(OCTA 中无法显示)

框 17.5   以下病变 FA 仍是必要的

- 视网膜感染性疾病
- 葡萄膜炎
- 脉络膜炎
- 视网膜炎
- 许多可疑的视网膜病变
- 中心性浆液性脉络膜视网膜病变

FA 仍为糖尿病视网膜病变、静脉阻塞和周边视网膜检查提供有效信息。

对比 FA,OCTA 能更好地辨别后极部和黄斑血管网病变,尤其是对于 FAZ 的破坏和毛细血管消退,并且无须静脉注射荧光素。OCTA 作为一种无创且更敏感的检查,能对中央黄斑区血管形态变化进行详细评估(Soares,Cunha Vaz)。

FA 和 OCTA 中的无灌注区域

FA

在 FA 中 SVP 和 DCP 同时显像并重叠,无法单独检查,几乎只突出显示 SVP 而不能评估 DCP。在 FA 中缺血区可表现为由于灌注减少或无灌注而导致的弱荧光。在缺血性或渗出性血管疾病,如 DR 和 RVO 中,FA 可能显示血管异常、血管壁强荧光染色和晚期造影剂渗漏。

OCTA

OCTA 对 SVP 和 DCP 均显示非常清晰,并可以对血管网进行单独评估。在低血流或无血流区域,血管量化分析显示明显的无血流区或毛细血管消退区域,并可定量评估毛细血管消退和血管密度。OCTA 对无视网膜下积液的近视性 CNV 非常有用。在中心性浆液性脉络膜视网膜病变患者中,OCTA 也可以替代 FA 来评估病情迁延的原因(慢性液体或 CNV)。

CNV 形成

CNV(不断生长并突破玻璃膜进入 RPE 或视网膜下的异常脉络膜血管网)的特征性表现在 FA 中被早期渗漏所掩盖。FA 利用 CNV 的内皮细胞产生渗漏的这一特性识别 CNV,CNV 表现为早期造影剂渗漏,其分支由于荧光素渗漏遮挡而无法被直观观察。FA 识别的是从 CNV 中渗漏的造影剂而不是 CNV 本身,因此可能导致错误诊断,这是其主要缺点。

OCTA 在 CNV 的大量分支或纤维化病灶中能更精细地显示分支及吻合支,这对日常眼科 CNV 的诊断和监测具有重要的临床意义,并在治疗后可以清楚地显示侧支环路的发展和回退。OCTA 可显示全部有血流的 CNV 分支及吻合支,不依赖于血管壁渗漏,可以更好地诊断 CNV,直接检测非渗出性和渗出性 CNV,并更好地了解其他视网膜异常病理生理。同时,结构性 OCT 可以识别这些血管的渗出物。OCTA 还能为监测治疗后 CNV 的变化提供有效信息。虽然在许多情况下 FA 和 ICGA 仍是有用的,但在大多数情况下正在被 OCTA 取代。

目前,正如 Nadia Waheed 和 Bonini Filho 所述,当临床表现和 OCT 影像均提示 CNV 时,最优先考虑的检查是 OCTA。在大多数情况下,如果 OCTA 确诊为 CNV,就可以开始治疗而不再进行 FA 检查。

结论:OCTA 在传统 FA 基础上提供更多优势

FA 不再是既往 45 年来的金标准。虽然它在多种情况下仍是必要的,如可以为视网膜感染性疾病和解决疑难诊断提供有效的周边视网膜信息,但其不能量化视网膜新生血管形成和 CNV。OCTA 的优点是无创、可重复、快速且经济,并可以进行非常密切的随访。由于不受造影剂渗漏遮挡,OCTA 可以早期诊断和分类 CNV,并可观察和量化血管消退区域。

OCTA 可以提供视网膜的三维视图并突出显示至少两个血管层面,并提供量化视网膜新生血管形成和 CNV 的可能性。OCTA 对后极部和视乳头成像更清晰,并可显示不同层次的视网膜和视乳头血管网。

FA 由于是侵入性检查而通常需要在影像中心进行,因此在实施上存在困难。到目前为止,仍有老年人或心脏病患者被送往遥远的城镇进行血管造影,这不仅浪费患者的时间而且延长了诊断过程。当无法行 FA 或行 FA 检查有困难时,使用 OCTA 代替 FA 显然是有帮助的。在中国的乡村、偏远地区和一些其他国家,远离影像中心的小型临床点较易配备 OCTA。OCTA 是一种快速、安全、简单、无创、低成本的检查,并可以在任何配置了 OCTA 的场所进行。目前 OCTA 还不能完全取代 FA,但在许多疾病和治疗后监测 CNV 变化过程中,通过 OCTA 所获得信息已经可以避免血管造影。

(吴荣瀚 译)

推荐阅读

1. Bonini Filho MA, de Carlo TE, Ferrara D, et al. Association of Choroidal Neovascularization and Central Serous Chorioretinopathy with Optical Coherence Tomography Angiography. JAMA Ophthalmol. 2015;133(8):899-906.
2. de Carlo TE, Romano A, Waheed NK, Duker JS. A review of optical coherence tomography angiography (OCTA). Int J Retina Vitreous. 2015;1:5.
3. Salz DA, de Carlo TE, Adhi M, et al. Select Features of Diabetic Retinopathy on Swept-Source Optical Coherence Tomographic Angiography Compared With Fluorescein Angiography and Normal Eyes. JAMA Ophthalmol. 2016; 134(6):644-50.
4. Soares M, Neves C, Marques IP, et al. Comparison of diabetic retinopathy classification using fluorescein angiography and optical coherence tomography angiography. Br J Ophthalmol. 2017;101(1):62-68.

第 18 章

OCTA 检查报告的书写

Bruno Lumbroso、*Marco Rispoli*

引言

书写 OCTA 检查报告并非易事。OCTA 检查涵盖大量的数据,书写报告所需要的时间比 FA 或结构性 OCT 要长得多。一般来说,研究逻辑分析和解释方法并将其应用到每一个病例需要很长的时间,有一个学习过程和学习曲线。如果不了解一般临床数据并与结构性 OCT、en face OCT 进行比较,则是无法正确书写报告的。一份 OCTA 报告总是从一个简短的 OCT 结构报告和相关病例的 en face OCT 开始。

结构性 OCT

结构性 OCT 需要评价的要点:
- 形态。
- 分层结构。
- 反射率。
- 异常表现。

en face OCT 逐层分析

由 en face OCT 采集的图像需要进行逐层视网膜分析,并可以获得与玻璃体视网膜界面[ILM、RPE 和平均曲率(en face 扫描、RPE 拟合和 RPEref)]的曲率相匹

配的冠状扫描。从玻璃体到脉络膜,可突出每个 en face 扫描层面的特征:

- 玻璃体和玻璃体膜:明显的、部分的或完全的脱离。可以作为 ILM 相应的解剖依据。
- 视网膜轮廓:规则和不规则的。
- 视网膜前膜(斑块状,边界锐利与否),褶皱(放射状或平行,规则或不规则)。
- 中心凹:深度和宽度正常或改变。
- 核层和丛状层:评估厚度、反射率以及可能的异常结构。与对侧眼做对称性分析。
- SVP。
- 连接层。
- DCP。
- 外界膜:完整性、不连续性和异常结构。
- 椭圆体带(内/外节光感受器连接):反射率,完整性、不连续性和异常结构。
- RPE:厚度、完整性、反射率和异常结构。
- Bruch 膜:完整性和不连续性(如果可见)。
- 脉络膜:脉络膜毛细血管、中心凹和距其 1000μm 处的厚度、Sattler 层、Haller 层、血管直径、棕黑板层和脉络膜上腔的可视化。

OCTA 检查报告单

OCTA 逐层分析

对 OCTA 所获得的图像的解释需要与 en face OCT 一样进行逐层分析:

- 步骤 1:SVP。
- 步骤 2a:DCP。
- 步骤 2b:ICP。
- 步骤 3a:正常情况下,在无血管区视网膜中不应看到任何血管结构。如果可见血流,它们可能属于 3 型、2 型或 4 型 CNV。
- 步骤 3b:描述新生血管。
- 步骤 3c:活动性 CNV 的迹象。
- 步骤 4:脉络膜−脉络膜毛细血管。
- 步骤 5:视乳头。
- 步骤 6:分析血管数据:在定量方面为 SVP、DCP。

- 步骤 7:随访和比较。
- 步骤 8:诊断和结论。

附于报告的 OCTA 扫描图像

OCTA 报告必须包括:

- 结构性 OCT 和 en face OCT 扫描图像。
- 至少两次经黄斑中心凹的正交横截面扫描图像。
- 如果病变不在中心凹区域,则至少一次经病灶的扫描图像以突出病理特征。
- 黄斑图像。
- 病变的一个或多个冠状(C 扫描)分析(平面图或拟合眼底曲率图)。
- OCTA 包括 4 个分割层面:
  - –SVP。
  - –DCP。
  - –视网膜无血管区。
  - –脉络膜毛细血管。
- 血管分析数据(定量方面)
  - –有血流区:SVP 和 DCP。
  - –无血流区:SVP 和 DCP。
  - –血流密度图:SVP 和 DCP。
  - –在将来,血流流速图成为可能。

ILM en face 扫描提供视网膜表面的信息及其形态。拟合 RPE 的 en face 扫描提示椭圆体带完整性和相应的病变图。

在临床上,切片是指非常薄的 en face 扫描切片,可以研究非常薄的结构,如外界膜或内–外节连接。

剖片指的是包含更多组织的较厚分层。

OCTA 临床书面报告

SVP、ICP 和 DCP

ICP 是 GCL 的外 20% 和 INL 的内 50%,DCP 是 INL 的外 50% 和全部 OPL。报告应描述:

- 血管网中血管的形态和走行：
  - 形态：规则(蜘蛛网状)或不规则。
  - 走行：规则缠绕、拉伸、扭曲变形,可以各种组合共存。
- SVP 和 DCP 之间的正常吻合。
- SVP 和 DCP 之间的异常连接。
- 毛细血管密度：稀疏或密集、加宽、无灌注区扩张、稀薄或缠结。
- 毛细血管管径：小、大、规则或不规则。
- 血管网的结构：规则或不规则伸展、扭曲和变形。
- 血管网的结构和密度：稀疏或密集。
- 血管的管径：大或小,不规则是否伴扩张。
- 网状结构：小、大、尖锐、有规则或模糊、拉伸和扭曲变形。
- 血管异常：管径不规则、微动脉瘤和扩张。
- 囊样水肿：大或小、不规则、圆形或成角形。
- 新生血管。
- FAZ：正常、增大或缩小,形状正常或不规则,维度增加或减少,垂直拉伸和水平拉伸。
- 中心凹周围血管拱环：完整、破坏和缺失。
- 血管分析软件。

无血管区视网膜

正常情况下,不应看到无血管区有任何血流：如果发现血流信号,意味着有异常血管,可能是 3 型、2 型或 4 型 CNV,但要注意区分可能的投射伪影。准确定位 Bruch 膜对 CNV 进行分类是非常重要的。

新生血管膜的 OCTA 术语

当观察到 CNV 时,报告应描述 CNV 的特征：

- CNV：位置(深度和层次设定)。
  - 视网膜内(3 型)。
  - 视网膜下、RPE 前(2 型)。
  - RPE 下(1 型)。
  - 黄斑。
  - 黄斑外。
  - 视乳头旁。

　　–血管弓内、外。

- CNV 轮廓的分层并不总与其周围视网膜的分层一致。
- CNV 厚度。

　　–薄、厚、一层或多层。

- CNV 特征。

　　–血流(血管)。

　　　　○ 明显的。

　　　　○ 厚或薄。

　　　　○ 直、弯曲的或缠绕的。

　　　　○ 主要分支和二级分支结构。

　　　　○ 整体。

　　　　○ 分段。

　　　　○ 分类。

　　–分支。

　　　　○ 密集或稀疏。

　　　　○ 存在或缺乏二级分支。

　　　　○ 分支的再分支。

　　　　○ 树枝状。

　　–分形维度大小。

　　　　○ 毛细血管密度:密集或稀疏。

　　　　○ 有无回路。

　　　　○ 周边吻合:存在、缺失、断裂或部分破坏。

　　　　○ 入球小动脉:单支或多支。

- CNV 形态。

　　–毛刷状、轮辐状、珊瑚状、美杜莎头状、扇形和缠结状。

　　–细丝状:枯枝状、秃树状、星形、簇状和肾小球状、分支结构、缠结结构。

- CNV 动脉化:经过长期演变和反复复发形成。

　　–血管更厚、更直、外观坚硬、缺少细毛细血管。

- CNV 周围暗晕。

　　–CNV 周围总是出现光环或黑圈。

　　–报告治疗后暗晕变化。

　　–血流面积/CNV 面积(Angioanalytic 数据)。

活动性或静止性 CNV 的 OCTA 术语

- 活动性 CNV(仍在讨论中):
  - 病变形态。
  - 分支结构密集,存在二级分支。
  - 环路,主要在外周。
  - 分形维度小。
  - 血管拱环形态。
  - 病变周围血管的吻合。
  - 病变周围较宽的暗晕。
- 静止性 CNV(仍在讨论中):
  - 病变形态。
  - 树枝结构稀疏,枯枝状或缠绕状,缺少二级分支。
  - 几乎没有环路。
  - 分形维度较大。
  - 外周血管拱环中断和破坏。
  - 病变周围无血管吻合。
  - 病灶周围没有暗晕或仅有有小的暗晕。

视网膜内空腔

视网膜内空腔术语:

- 位置(深度和层次设定):视网膜内、视网膜下和 RPE 前、黄斑区、黄斑外、视乳头旁。
- 体积:小或大。
- 厚度:一层或多层中的空腔。
- 结构:行星状、平行、不规则、均匀的。
- 形态:圆形、卵球形、不规则、梯形、角形。
- 密度:密集或稀疏。

脉络膜毛细血管层-脉络膜

报告应描述:

- OCTA 显示了一个精细的小叶状背景。
- 继续向下分层,将看到 Sattler 层和 Haller 层粗大的血管。当观察 1 型 CNV

(RPE 下)时,要注意 2 型 CNV 可投射到脉络膜毛细血管层之上。

- 准确定位 Bruch 膜对 1 型或 2 型 CNV 的分类很重要。如果存在血流,则可能是 1 型、2 型或 4 型 CNV。

视乳头

报告应描述 SVC、RPCP 和所有的 NFL。

Angioanalytic 数据:定量特征

报告应该描述:

- 血流面积显示分层面的血管中的血流。
  - CNV 的随访。
  - 糖尿病和静脉阻塞中视网膜前和视乳头旁新生血管增生分析。
- 无血流区和血管消退区。
  - 在无血流区,无血流或血流流速较低。
  - 分别对 SVP 和 DCP 进行分析。
- 血流密度图。
  - 可区分出无血流区中的有血流区(血流能被仪器测出)。
  - 伪彩显示:暖色调为高密度血管区,冷色调表示血管少或血管密度为零。
- 流速图。
  - 伪彩显示:暖色调表示流速高,冷色调表示流速低。
  - 视网膜和脉络膜厚度。

随访与比较

报告应描述测量结果并与随访期间的后续检查进行比较,并保存数据。

诊断与结论

OCTA 解释需要应用逻辑分析方法。首先是分析,然后是解释、提炼和诊断。如果没有一般的临床数据,并与结构(经典)性 OCT、en face OCT 进行比较,则无法做出正确的报告。撰写诊断是报告的最后一部分,需要谨慎(框 18.1 至框18.3)。

框 18.1   如何书写 OCTA 报告之一

- OCTA 报告是结构性 OCT 报告的一部分，不能独立于结构性 OCT 报告
- OCTA 报告比 FA 报告或结构性 OCT 报告长得多
- OCTA 报告需处理设备生成的大量数据
- 必须对数据进行审查、排序、转换和选择，以包涵对分析当前病例必要的数据
- 必须将结构(经典)性 OCT 和 en face OCT 的要素纳入报告中
- 有必要了解患者的临床病史

框 18.2   如何书写 OCTA 报告之二

- 解释 OCTA 并非易事，需要运用逻辑学的分析和解释方法
- 首先进行分析，然后提炼并诊断
- 需要一个学习过程和学习曲线
- 如果没有一般临床数据以及与结构(经典)性 OCT、en face OCT 进行比较，则无法正确书写 OCTA 报告

框 18.3   如何书写 OCTA 报告之三

- 逐层分析
- en face 和 OCTA 技术获取的图像需要逐层视网膜分析

医生须知

- 如果不书写结构性 OCT 和 en face OCT 报告，就无法书写 OCTA 报告
- 如果没有足够的临床思维和结构性 OCT、en face OCT 的数据，就无法书写 OCTA 报告

(魏文斌 译)

推荐阅读

为深入学习本书内容，建议阅读以下书籍。

视网膜疾病

1. K. Bailey Freund，David Sarraf，William E. Miele，Lawrence A. Yannuzzi. The Retinal Atlas. 2017；Elsevier Publisher.

OCT

2. Bruno Lumbroso，Marco Rispoli. Practical Handbook of OCT . New Delhi：Jaypee Brothers Medical Publisher；2012.

3. David Huang，Jay S Duker，James G Fujimoto，Bruno Lumbroso，Joel S Schuman，Robert N Weinreb. Imaging the eye from front to back with RTVue Fourier Domain OCT . 2010；Slack Inc. Publisher.

en Face OCT

4. Bruno Lumbroso，David Huang，Andre Romano，Marco Rispoli，Gabriel Coscas. Clinical En Face OCT Atlas. New Delhi：Jaypee Brothers Medical Publisher；2013.

OCTA

5. David Huang，Bruno Lumbroso，Yali Jia，Nadia K. Waheed Optical Coherence Tomography Angiography of the Eye. Slack Inc. Publisher；2017.

索　引

这不仅是一本医学专著
更是读者的高效阅读解决方案

建 议 配 合 二 维 码 使 用 本 书

【特配线上资源】

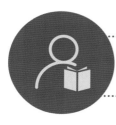

推荐阅读：获取更多眼科学图书推荐。

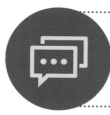

读者交流群：加入读者交流群，同本书读者交流阅读心得，分享眼科学相关知识理论，开拓视野，提升自我水平。

【入群步骤】

第一步　微信扫码。

第二步　根据提示加入交流群。

第三步　可在群内发表读书心得，
　　　　与书友交流专业医学知识。

扫码添加
智能阅读向导